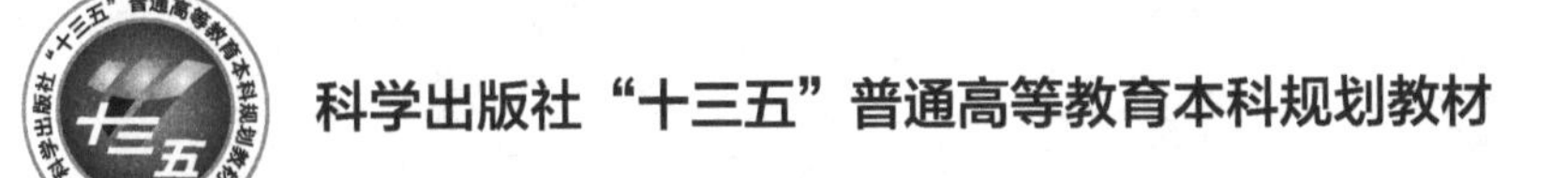

普通高等教育基础医学类系列教材

供临床、预防、检验、麻醉、口腔、中西医结合、影像等专业用

医学统计学实习指导及SPSS的应用

（第2版）

刘军祥　叶运莉　主编

科学出版社

北　京

内 容 简 介

本书主要包括SPSS分析实例篇和实习习题篇两部分内容，第一篇为分析实例篇，以大量的实例介绍了各种常用统计方法的软件操作和结果解释，便于学生学习、掌握SPSS统计软件在医学科学研究中的正确应用；第二篇为实习习题篇，根据《医学统计学》教材各章节的知识点编写了大量练习题，供学生练习、复习思考使用。

本书内容涵盖全面，既介绍了常用的基本统计分析方法和高级统计方法的应用，又介绍了SPSS统计软件在常用流行病学研究中的应用。可供医学院校各专业的本科生使用，也可供硕士研究生和医学研究人员参考和使用。

图书在版编目（CIP）数据

医学统计学实习指导及SPSS的应用 / 刘军祥，叶运莉主编. —2版. —北京：科学出版社，2021.6

科学出版社“十三五”普通高等教育本科规划教材 普通高等教育基础医学类系列教材

ISBN 978-7-03-068783-8

Ⅰ. ①医… Ⅱ. ①刘… ②叶… Ⅲ. ①医学统计－统计分析－软件包－高等学校－教材 Ⅳ. ①R195.1-39

中国版本图书馆CIP数据核字（2021）第090901号

责任编辑：刘 畅 / 责任校对：严 娜
责任印制：吴兆东 / 封面设计：迷底书装

科学出版社出版
北京东黄城根北街16号
邮政编码：100717
http://www.sciencep.com
三河市骏杰印刷有限公司印刷
科学出版社发行 各地新华书店经销
*
2015年2月第 一 版 开本：787 × 1092 1/16
2021年6月第 二 版 印张：14 1/2
2024年7月第六次印刷 字数：344 000

定价：49.00元

（如有印装质量问题，我社负责调换）

《医学统计学实习指导及SPSS的应用》（第2版）编委会

主　编

刘军祥　叶运莉

副主编

杨　超　张俊辉　刘　娅

编　委

（按姓氏汉语拼音排序）

陈君程（西南民族大学）　**费丽萍**（西南医科大学）
李　卉（西南医科大学）　**李　祥**（西南医科大学）
李爱玲（西南医科大学）　**刘　娅**（西南医科大学）
刘军祥（西南医科大学）　**秦正积**（南通大学）
苏红卫（西南医科大学）　**汪春梅**（西南医科大学）
杨　超（西南医科大学）　**杨　书**（成都中医药大学）
叶运莉（西南医科大学）　**张　容**（西南医科大学）
张俊辉（西南医科大学）

第2版　序

医学统计学是医学生的一门重要基础课程，学生除了应掌握医学统计学的基本理论、基本知识外，还应学会统计软件的使用。SPSS 统计软件是实现各种统计方法的常用工具之一，因其统计分析方法齐全、用户界面极其友好、操作易学易懂而成为统计分析的重要工具，使用该软件也是医学专业学生尤其是医学专业研究生必须掌握的基本技能。四川医科大学开展 SPSS 统计软件教学已有十多年的历史，最早是在研究生及预防医学专业本科生中开设，近年来，随着统计方法日益普及，逐渐试行在临床、麻醉、口腔、检验、影像、中西医结合等专业开设 SPSS 统计软件的教学。

该书在总结试用多年的自编教材《SPSS 统计软件实习指导》的基础上进行了重新编写，内容包括 SPSS 分析实例和实习习题两篇，旨在帮助学生在学习理论课程后练习使用，并可作为临床医生及医学科研工作者的统计软件参考用书。

西南医科大学

贾　红

目　录

第二篇　实习习题

第一篇　SPSS 分析实例

第一章　统计软件 SPSS17.0 概述

提要

1. SPSS17.0 简介
2. 利用 SPSS 进行统计分析的基本步骤
3. SPSS17.0 的主要窗口及功能
4. SPSS17.0 的数据管理

第一节　SPSS17.0 简介

SPSS 为“statistical package for the social sciences”（社会科学统计软件包）的首字母缩写，随着 SPSS 产品服务领域的扩大和服务深度的增加，SPSS 公司已于 2000 年正式将英文全称更改为“statistical product and service solutions”（统计产品与服务解决方案）。

SPSS 是最为优秀的统计分析软件之一，深受各行各业用户的喜爱。SPSS 最初由美国斯坦福大学的三位研究生于 1968 年研究开发成功，同时成立了 SPSS 公司。2009 年，IBM 公司（International Business Machines Corporation）宣布收购软件提供商 SPSS 公司，并将软件更名为 IBM SPSS Statistics。SPSS 从 1992 年开始推出 Windows 版本，至今最新版本号为 27.0，本书内容以版本 17.0 进行介绍。

SPSS 的基本功能包括数据管理、统计分析、图表分析、输出管理等。SPSS 具有以下特点。

1）专业级的统计分析功能。既可进行经典的统计分析，也可进行最新统计方法的分析。

2）界面友好，除了数据录入及部分命令程序等少数输入工作需要键盘输入外，大多数操作可通过鼠标点击“菜单”、“按钮”和“对话框”来完成。

3）数据的输入和管理方便，除本身具有类似于 Excel 电子表格的数据输入和管理界面外，还可以很方便地与 dBASE、FoxPro、Excel、MS Access97、Lotus 等数据库交换数据。

4）全部分析的操作过程具有追溯性，所有操作过程都可以在系统日志中完整地反映出来，便于核查分析过程，使分析过程具有重复性、客观性。

5）输出结果精美，除可以保存为专门的 SPV 格式外，还可以转换为文本文件和 HTML 格式文件，并可以通过剪切、粘贴等方式将输出的表格复制到 Word 文档中进行编辑。

6）SPSS 还提供了良好的联机帮助系统，方便用户对软件的掌握。

第二节　利用 SPSS 进行统计分析的基本步骤

利用 SPSS 进行统计分析，一般按以下步骤进行。

1）在数据编辑窗口（Data Editor）中定义变量名称并录入数据。

2）分析前准备，如数据核查、筛选、数据转换、编码、赋权重等工作，这些可在 Data 菜单及 Transform 菜单下完成。

3）选择分析方法和分析过程，在 Analyze 或 Graphs 菜单下完成。

4）运行分析过程，在弹出的结果窗口（Viewer）中浏览分析结果。

第三节　SPSS17.0 的主要窗口及功能

SPSS 主要有三大窗口，分别是数据编辑窗口（Data Editor）、程序编辑窗口（Syntax Editor）、结果窗口（Viewer）。

一、数据编辑窗口

启动 SPSS 以后，在运行向导中选择 Type in data 选项，程序将自动打开数据编辑窗口，在窗口标题栏上有 SPSS Statistics Data Editor 的标示。该窗口有两个子窗口：数据视图子窗口（Data View）和变量视图子窗口（Variable View），见图 1-1-1。图 1-1-1 所示处于数据视图子窗口（Data View），该子窗口主要用于录入数据、查看数据、编辑数据等。点击 Variable View 按钮可切换到变量视图子窗口，见图 1-1-2，该子窗口主要用于定义、管理变量等。另外，在 Data Editor 窗口最下边的状态栏显示的“SPSS Statistics Processor is ready”，提示 SPSS 处理器可用，否则为不可用。

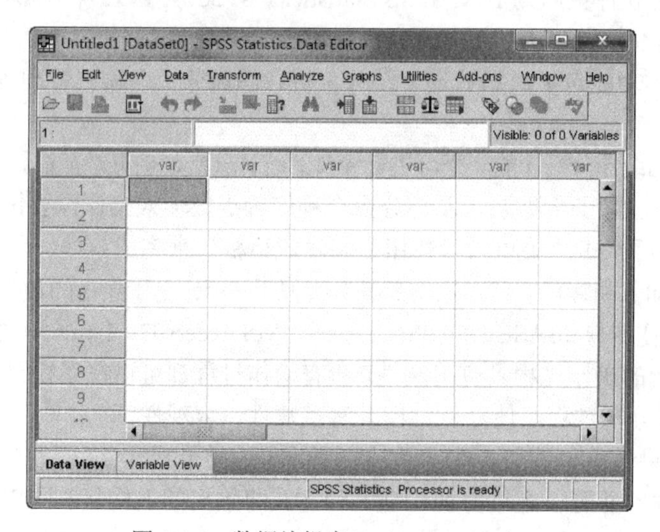

图 1-1-1　数据编辑窗口（Data Editor）

（一）数据视图子窗口

该窗口类似 Excel 表格，由行和列构成，主要用于录入、查看和管理数据等。

行：表示观察个体（Case），每一行代表一个观察个体。

列：表示变量（Variable），每一列代表一个变量（被观测对象的一个特性或属性）。

数据格：在单元格内录入的数据，表示某个观察对象在某个变量下的取值。

SPSS 的数据文件可以直接通过 SPSS 的数据编辑窗口建立，也可以调入其他数据库建立好的数据，SPSS 的数据文件以“*.sav”的格式保存。

（二）变量视图子窗口

该窗口主要用于定义、显示、管理变量等。

变量属性包括 Name（变量名）、Type（变量类型）、Width（整数位数）、Decimals（小数位数）、Label（变量名标签）、Values（变量值标签）、Missing（缺失值）、Columns（每列显示宽度）、Align（左中右对齐）和 Measure（变量测度）（图 1-1-2）。

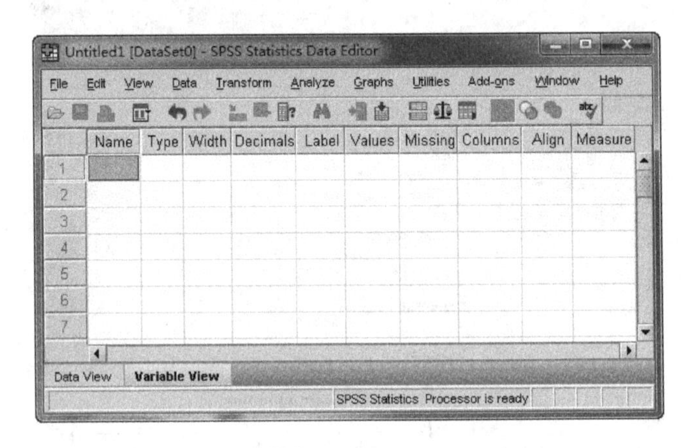

图 1-1-2　变量视图子窗口（Variable View）

二、程序编辑窗口

该窗口是编辑、调试和运行 SPSS 程序的窗口，SPSS 中大多数的统计分析可以利用菜单来完成，但也有少数的统计分析需借助编写程序来实现。通过选择菜单 File→New→Syntax 可以新建 SPSS 程序，编辑好的程序可以点击菜单栏上的 Run 菜单执行分析，见图 1-1-3。用户也可以在 SPSS 分析过程中选好各个选项后，点击对话框上的 Paste 按钮就可以自动生成标准的 SPSS 程序。编辑好的程序在 SPSS 中以“*.sps”格式保存，以便以后调用。

三、结果窗口

该窗口以树形目录的形式显示了用户的操作记录、分析结果、运行错误信息等内容，并允许用户对该窗口中的分析结果进行编辑，见图 1-1-4。该窗口中的信息可以“*.spv”格式保存，以便在安装有 SPSS 的计算机中调用显示，也可采用菜单 File→Export 转换为其他类型的文档（Word、Excel、PowerPoint、HTML 等）。

```
DATASET ACTIVATE DataSet0.
WEIGHT BY f.

CROSSTABS
  /TABLES=r BY c
  /FORMAT=AVALUE TABLES
  /STATISTICS=CHISQ
  /CELLS=COUNT
  /COUNT ROUND CELL.
```

图 1-1-3 程序编辑窗口（Syntax Editor）

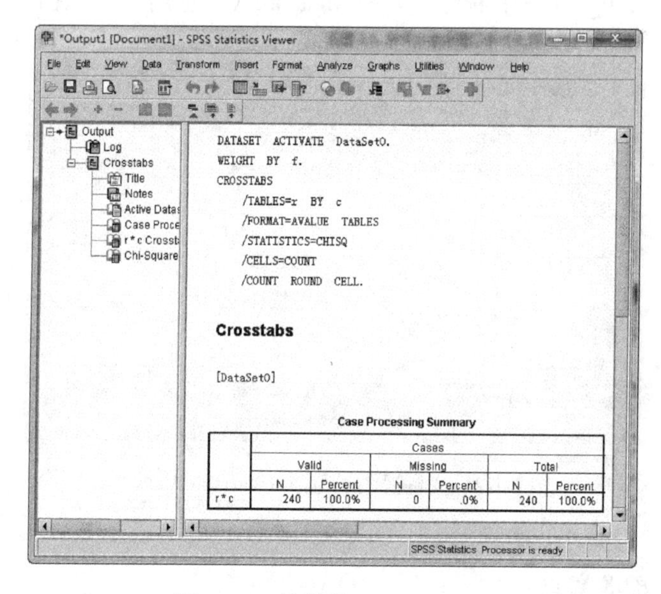

	Cases					
	Valid		Missing		Total	
	N	Percent	N	Percent	N	Percent
r * c	240	100.0%	0	.0%	240	100.0%

图 1-1-4 结果窗口（Viewer）

第四节 SPSS17.0 的数据管理

一、数据库文件的建立

建立数据库是进行统计分析的第一步，打开 SPSS 进入数据编辑窗口（Data Editor）后，即可进行数据库的建立，也可通过菜单 File→New→Data 建立数据库，还可通过菜单 File→Open Database 调入其他类型的数据库数据。

（一）变量的定义

（1）Name（变量名） SPSS 的变量名最好用英文字母表示，系统不区分大小写，但不能使用 SPSS 的函数符号作变量名，如 all、and、ge、ne、le、to 等。

（2）Type（变量类型）　用以定义数据的类型。SPSS 的变量类型从 Numeric（数值型）到 String（字符型）共有 8 种，当进行数据统计分析时，通常定义成 Numeric，便于分析。

（3）Width（整数位数）　定义每一列数据内显示的整数位数。

（4）Decimals（小数位数）　定义变量取值的小数位数。

（5）Label（变量名标签）　对变量做出解释或标注。

（6）Values（变量值标签）　用以注释某变量取值的含义，主要用于定性变量及等级变量取值的注释。例如，性别(sex)这个变量，本来为字符型变量，其变量值为“男”或“女”，在录入时，为方便录入，可以将性别（sex）这个变量定义为数值型变量，其变量值“男”或“女”就可以用数值来代替。如果用数值“1”代表“男”，用数值“2”代表“女”，可以对数值“1”贴上标签“男”，对数值“2”贴上标签“女”，见图 1-1-5。这样在录入数据“男”或“女”时就只需录入数值“1”或“2”，在建好数据库后如果要显示变量值标签，可在数据编辑窗口（Data Editor）的工具栏中按下 Value Labels（值标签按钮），则在数据视图子窗口（Data View）中性别（sex）这个变量下录入的“1”将显示其标签“男”，录入的“2”将显示其标签“女”。

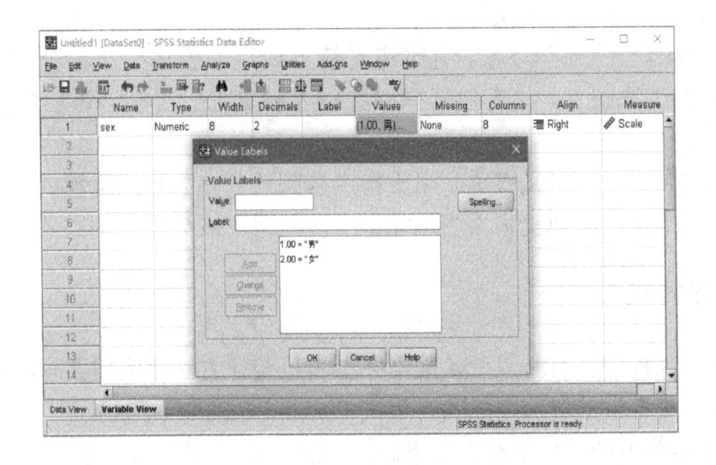

图 1-1-5　贴变量值标签（Value Labels）

（7）Missing（缺失值）　SPSS 中有两类缺失值，缺失值不纳入统计分析。一类为系统缺失值（System Missing），指没有明确的数据值，SPSS 中以“.”显示。另一类为用户自定义的缺失值（User Missing），一般用于定义原因明确而又不能纳入分析的数值。

（8）Columns（每列显示宽度）　定义数据视图子窗口中数值显示时占用的列宽度。当定义宽度小于数据宽度时，相应变量值在数据视图子窗口中显示为“***”。通过拖拉数据视图子窗口中列变量名称的边界，也可以实现列宽度的改变。

（9）Align（左中右对齐）　定义数据显示的对齐方式，默认为右对齐方式。

（10）Measure（变量测度）　定义变量的测量尺度，分为 Scale（尺度型）、Ordinal（等级型）、Nominal（名义型）三种类型，它们分别对应定量变量、有序分类变量、无序分类变量。该功能在绘制统计图时尤其有用，一般情况下采用系统默认值（Scale）。

（二）数据的录入

录入方式与 Excel 电子表格类似。在定义好变量名及其属性后，就可在数据视图子窗口（Data View）中录入数据，录入数据时应注意数据库中每一列为一个变量，每一行为一个观察对象。另外还要注意不能像 Excel 电子表格那样在单元格中录入公式。

二、数据的编辑与整理

Data 菜单下的常用子菜单如下。

1. Identify Duplicate Cases　发现重复数据。

2. Sort Cases　数据排序。

3. Transpose　数据表转置，即行列互换。

4. Merge File　合并数据，包括追加观测对象与变量。

5. Aggregate　数据汇总，即按照分组变量进行分组汇总，并在数据文件中保存结果。

6. Orthogonal Design　正交设计。

7. Split File　拆分数据文件。

8. Select Cases　选择对象。有时需对特定观察对象进行统计分析，通过给数据设置选择条件或过滤条件，只有被选择的数据才参加统计分析，该功能可以满足这一要求。

9. Weight Cases　定义权重。用于指定以频数分布表形式呈现的定量变量或定性变量的频数，被指定的频数变量将表示每一个区间组段或分类的例数。

三、数据转换

在数据分析过程中，有时候原始数据并不满足统计方法的应用要求，须对数据进行适当的转换以改变变量的取值、编码，可在 Transform 菜单下完成。

Transform 菜单下的常用子菜单如下。

1. Compute Variable　将原变量转换为新的目标变量。

例如，欲将数据库中的变量 x 作对数变换，在 Target Variable 框内输入 lg$x$ 作为新变量名，在 Numeric Expression 框内输入函数 LG10（x），点击 OK 就将原变量 x 转换为对数变量 lg$x$ 并保存在数据库中，见图 1-1-6。

SPSS 可以通过其自带的众多函数进行变量变换，包括算术函数、统计函数、字符函数、随机函数、统计分布函数等。

2. Rank Cases　求变量值的秩次（位序）。

在进行统计学分析时，若数据不服从参数检验的条件，则可考虑基于秩次变换的非参数统计方法，如后面将学到的秩和检验。秩次（Rank）是将变量值按大小排序后，得到的其在排序序列中的位序，可将最小位序“1”赋给最小值，也可赋给最大值。秩次保存在由系统自动生成的新变量中，原数据的顺序保持不变，见图 1-1-7。

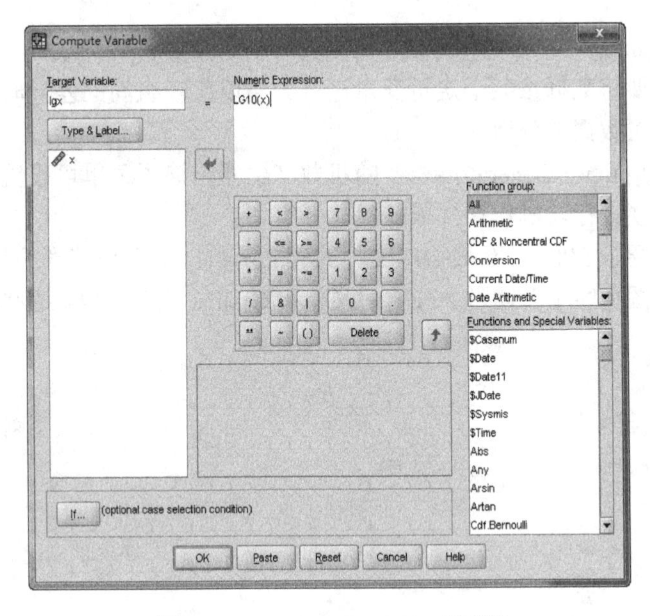

图 1-1-6　Compute Variable 对话框

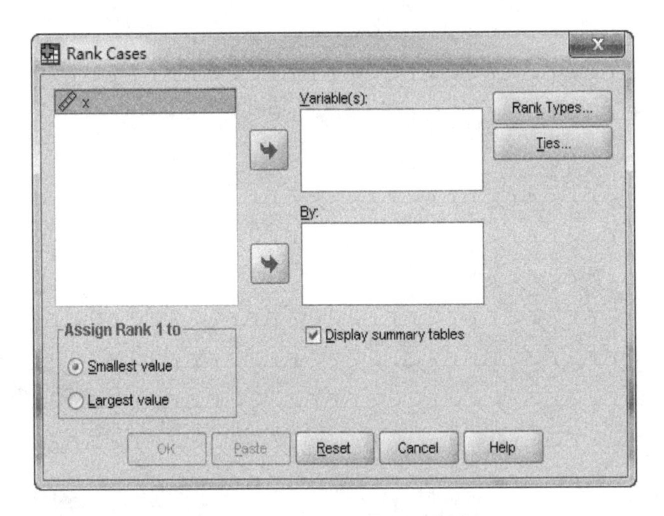

图 1-1-7　Rank Cases 对话框

3. 数据编码　在分析过程中常因某个分析目的，需对录入好的某个变量进行重新编码，在 SPSS 中可采用以下 3 个子菜单对变量进行重新编码。

（1）Recode into Same Variables　编码到同一变量，将编码结果保存到原变量中，编码后原变量值不再保留。

（2）Recode into Different Variables　编码到不同变量，创建新变量以保存编码结果，编码后原变量值不变。

（3）Automatic Recode　自动编码，当需要把字符型变量编码转换为数值型变量编码，或将原有编码方案转换为连续编码方案时，可以采用自动编码以简化编码表的创建过程。

4. Visual Binning　可视化分组，在需要绘制定量资料的频数分布表以了解数据分布特征，或者需要将数据按某个定量变量进行分组以比较组间的差异时，该子菜单能以直观的形式实现对数据的分组。

5. Random Number Generators　随机数产生器，该子菜单可设置随机种子数并产生随机数字，以便进行随机化抽样或随机化分组。

以上主要介绍了 SPSS17.0 数据库文件的建立及数据编辑与整理的常用菜单，而数据的统计分析与绘图功能主要通过 Analyze 菜单和 Graphs 菜单完成，这些将在后续各章节中分别做介绍。

（刘军祥　李　祥）

第二章　定量资料的统计描述

提要

1. 正态分布资料的统计描述
2. 偏态分布资料的统计描述
3. 呈对数正态分布资料的统计描述

第一节　正态分布资料的统计描述

例 1-2-1　为了解某市 2014 年 7 岁男童的生长发育情况，某研究者随机抽取了该市 120 名 7 岁男童，测得其身高（cm）数据，如表 1-2-1 所示。

问：1）就该数据绘制直方图及频数分布表，并说明该数据分布有何特点。

2）选取合适的统计指标进行计算，以描述该数据的集中趋势和离散趋势。

表 1-2-1　某市 2014 年 7 岁男童身高数据　　（单位：cm）

120.1	123.2	117.3	117.9	124.0	117.7	107.0	124.5	118.2	117.8
119.3	122.4	123.2	124.0	127.8	124.7	127.5	126.7	118.2	113.5
124.4	125.9	127.5	127.2	122.6	118.3	113.7	128.3	122.0	123.0
120.4	114.4	122.6	119.4	121.2	126.6	123.8	126.8	119.9	116.1
111.3	128.7	125.5	125.6	123.5	118.0	121.6	121.6	129.2	124.7
123.5	120.3	124.5	120.6	115.0	110.1	121.3	130.8	118.2	111.7
122.4	117.2	122.8	121.7	122.4	126.7	112.5	118.8	124.9	119.8
122.3	119.9	121.8	111.4	121.3	124.3	119.3	119.8	127.7	127.3
120.0	126.3	126.3	117.5	129.1	120.7	114.9	124.5	122.1	121.9
126.0	131.2	127.5	118.1	122.3	121.5	121.8	125.9	116.8	129.2
118.1	120.0	122.0	133.6	119.8	124.5	131.9	118.6	118.2	119.7
126.2	124.6	118.2	112.6	123.6	139.0	114.6	122.3	115.8	119.1

一、直方图的绘制

【SPSS 操作】

（一）数据录入

打开 SPSS Statistics Data Editor 窗口，点击 Variable View，定义 1 个变量为 height；点击 Data View，录入数据见图 1-2-1。

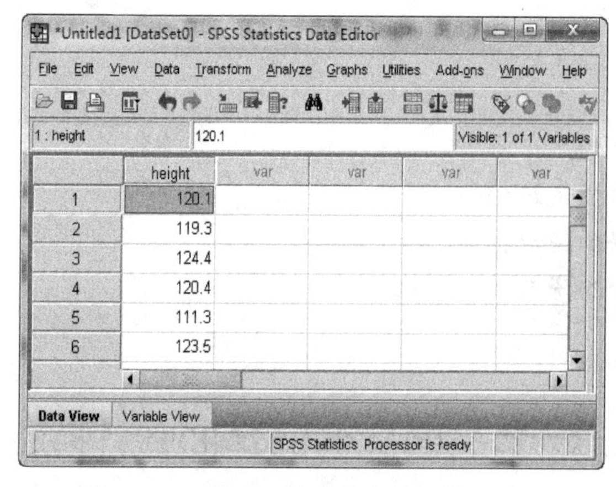

图 1-2-1　120 名 7 岁男童身高数据的录入

（二）绘图

Graphs→Legacy Dialogs→Histogram	☞打开直方图对话框（图 1-2-2）
Variable：选入 height 变量	☞定义绘图变量为 height
OK	☞执行绘图

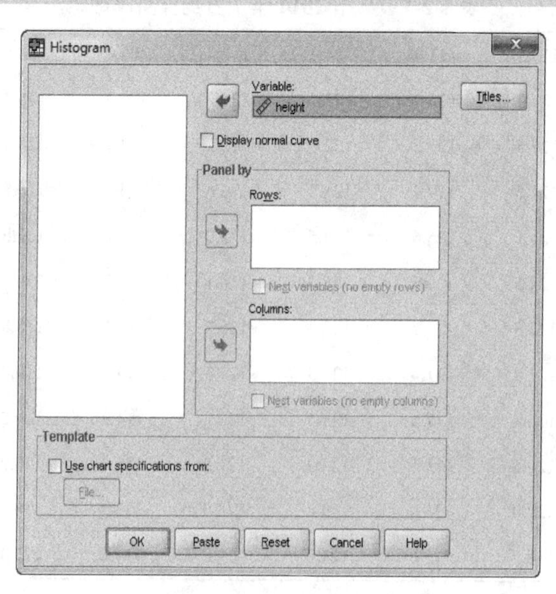

图 1-2-2　直方图对话框

【输出结果】

图 1-2-3 提示 7 岁男童身高呈中间多两边少的单峰分布，近似服从于正态分布。

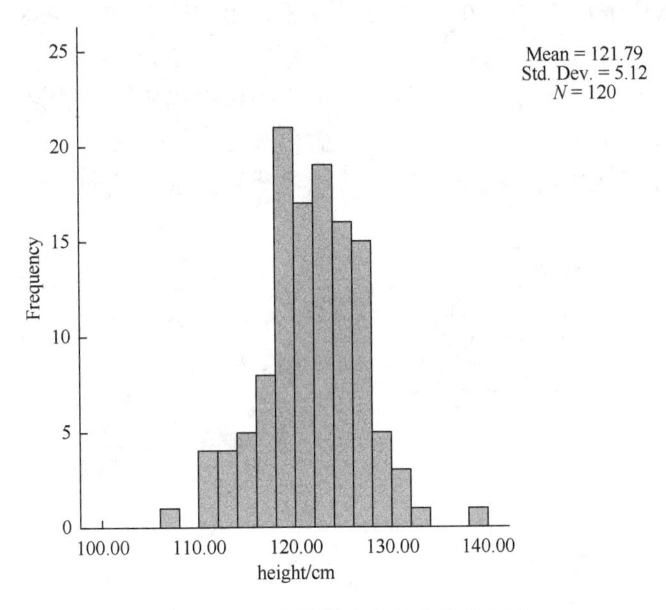

图 1-2-3　7 岁男童身高分布的直方图

二、频数分布表的绘制

将 120 个身高数据划分为若干个区间，再统计出各个区间的例数。将身高定量变量划分为若干区间（组），比较直观的方法是采用可视化分组（Visual Binning）子菜单实现对数据的分组。

【SPSS 操作】

（一）数据录入

120 名 7 岁男童身高数据的录入见图 1-2-1。

（二）分析

1. 可视化分组

Transform→Visual Binning	打开可视化分组对话框（图 1-2-4）
Variables to Bin：选入 height 变量	选择待分组变量为 height
Continue	进入可视化分组方案定义对话框（图 1-2-5）
Scanned Variable List：点击 height 变量	定义可视化分组变量为 height
Binned Variable：输入 bheight	定义转化的新变量名为 bheight

Upper Endpoints：⊙Excluded	☞设定每个组段为不包含上限
Make Cutpoints	☞打开设定组段对话框（图 1-2-6）
First Cutpoint Location：输入 107.00	☞设定最小组下限为 107.00
Number of Cutpoints：输入 10	☞设定组段数为 10，SPSS 自动计算出组距（Width）为 3.200
Apply	☞返回可视化分组方案定义对话框
Make Labels	☞生成各组段标签
OK：在弹出的对话框中再点击 OK	☞生成新变量 bheight（图 1-2-7）

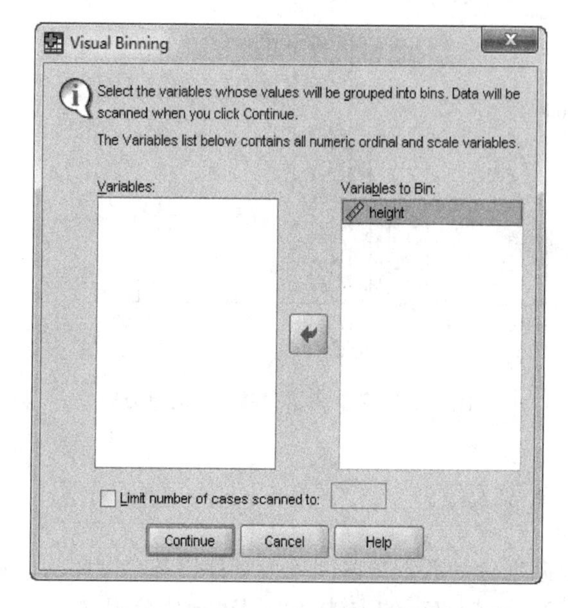

图 1-2-4　可视化分组对话框

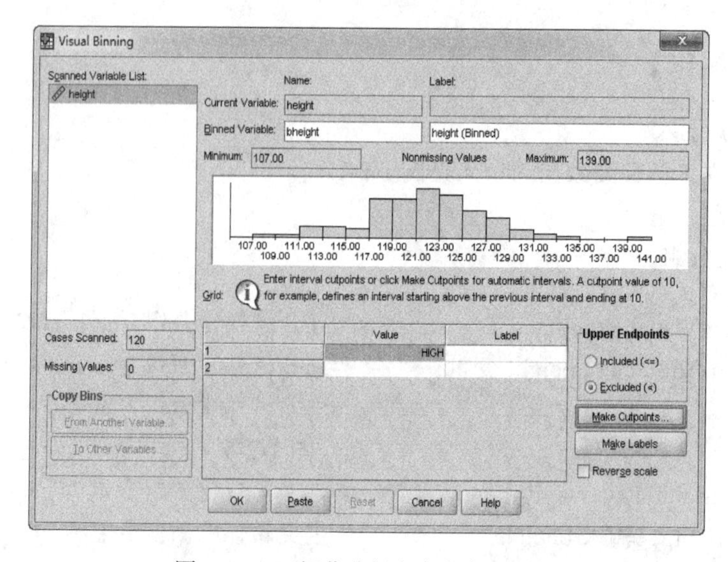

图 1-2-5　可视化分组方案定义对话框

图 1-2-6　设定组段对话框

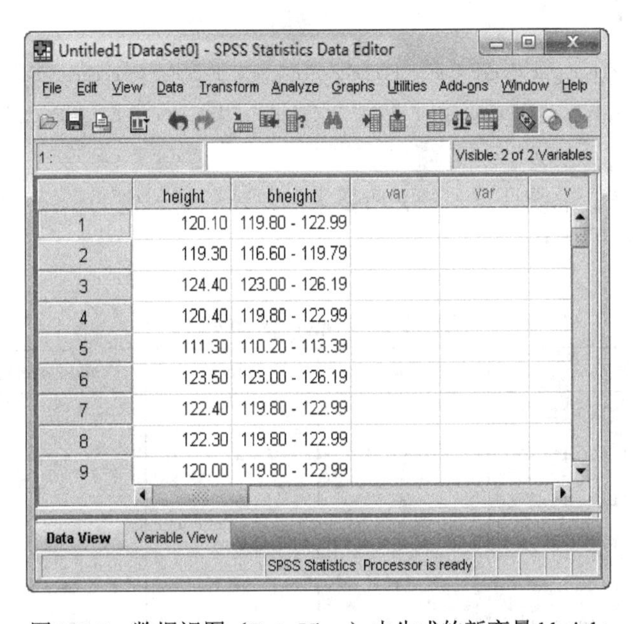

图 1-2-7　数据视图（Data View）中生成的新变量 bheight

2. 用 Frequencies 子菜单绘制新变量 bheight 的频数分布表

Analyze→Descriptive Statistics→Frequencies	☞打开 Frequencies 对话框（图 1-2-8）
Variable（s）：选入 bheight 变量	☞定义分析变量为 bheight

☑Display frequency tables	☞显示频数分布表
OK	☞执行分析

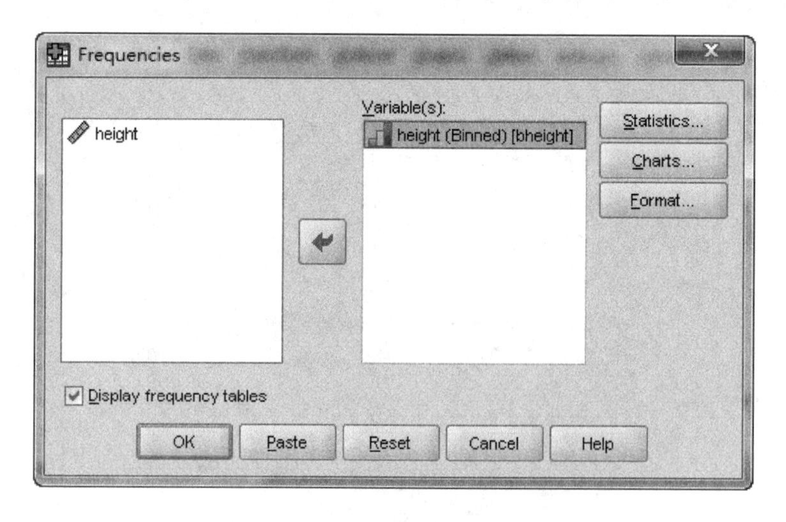

图 1-2-8 Frequencies 对话框

【输出结果】

表 1-2-2 描述了 height 变量各组段的 Frequency（频数）、Percent（百分比）、Valid Percent（有效百分比）、Cumulative Percent（累计百分比），提示 7 岁男童身高数据近似服从于中间多两边少的正态分布。

注意，SPSS 默认的统计表与论文所要求的统计表有一定的差距，可在 SPSS 中双击该表进行编辑以符合要求。

表 1-2-2 height（Binned）

		Frequency	Percent	Valid Percent	Cumulative Percent
Valid	107.00-110.19	2	1.7	1.7	1.7
	110.20-113.39	5	4.2	4.2	5.8
	113.40-116.59	8	6.7	6.7	12.5
	116.60-119.79	23	19.2	19.2	31.7
	119.80-122.99	34	28.3	28.3	60.0
	123.00-126.19	24	20.0	20.0	80.0
	126.20-129.39	19	15.8	15.8	95.8
	129.40-132.59	3	2.5	2.5	98.3
	132.60-135.79	1	.8	.8	99.2
	135.80 +	1	.8	.8	100.0
	Total	120	100.0	100.0	

三、集中趋势和离散趋势的描述

Analyze→Descriptive Statistics 菜单下的 Frequencies、Descriptives、Explore 子菜单，以及 Analyze→Reports 菜单下 Case Summaries 子菜单均可对定量资料的集中趋势和离散趋势进行描述。

本例以 Frequencies 子菜单为例进行统计描述。

【SPSS 操作】

（一）数据录入

120 名 7 岁男童身高数据的录入见图 1-2-1。

（二）分析

Analyze→Descriptive Statistics→Frequencies	☞打开 Frequencies 对话框（图 1-2-9）
Variable（s）：选入 height 变量	☞定义分析变量为 height
Statistics	☞打开计算统计量对话框（图 1-2-10）
☑Mean ☑Median	☞计算均数、中位数
☑Std. deviation ☑Variance ☑Quartiles	☞计算标准差、方差、四分位数
☑Percentile（s）：输入 95.0 Add	☞要求计算第 95%分位数
Continue	☞返回主对话框
Charts	☞打开绘图对话框（图 1-2-11）
⊙Histograms	☞绘制直方图
☑With normal curve	☞绘制正态分布曲线
Continue	☞返回主对话框
OK	☞执行分析

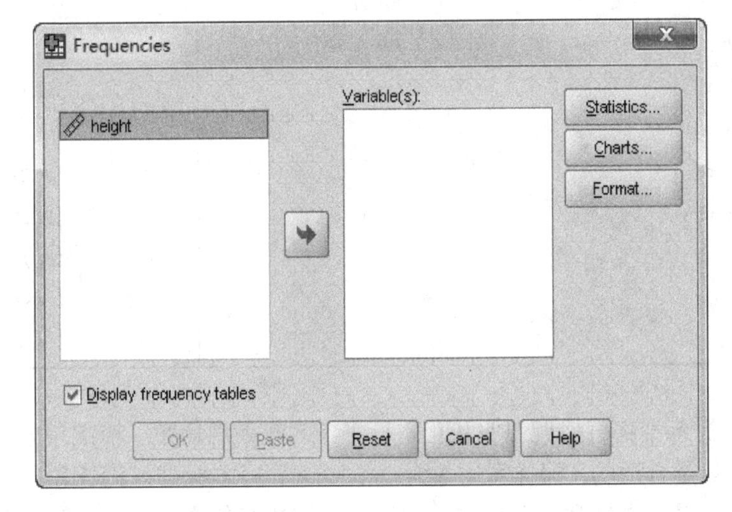

图 1-2-9 Frequencies 对话框

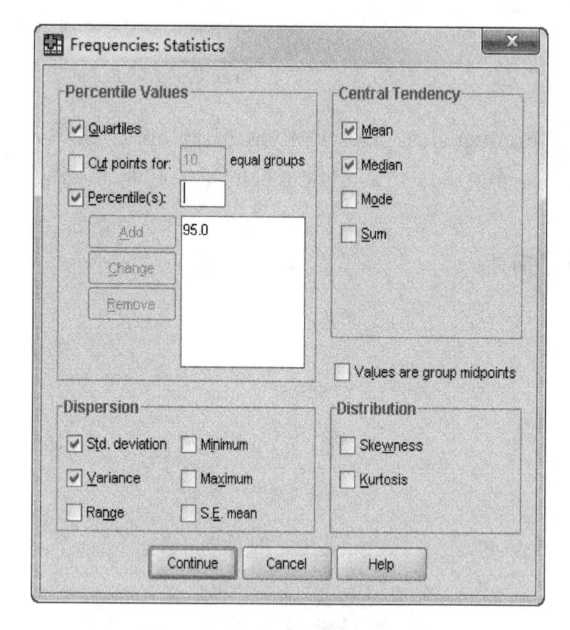

图 1-2-10　计算统计量对话框

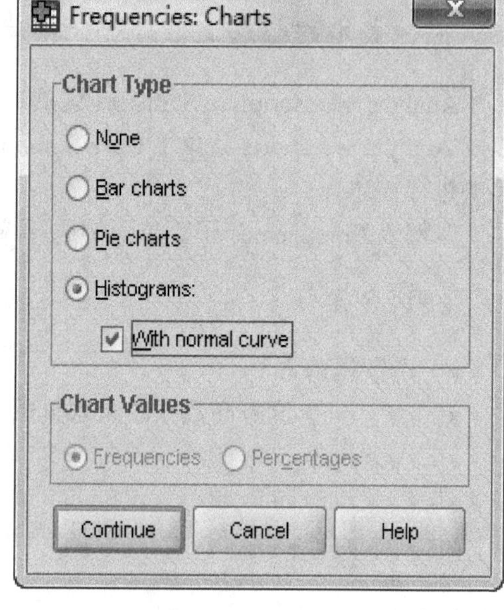

图 1-2-11　绘图对话框

【输出结果】

表 1-2-3 描述了身高数据的 Mean（均数）、Median（中位数）、Std. Deviation（标准差）、Variance（方差）、Percentiles（百分位数）。

表 1-2-3　Statistics

height

N	Valid	120
	Missing	0
Mean		121.792 5
Median		121.950 0
Std. Deviation		5.119 83
Variance		26.213
Percentiles	25	118.225 0
	50	121.950 0
	75	124.850 0
	95	129.200 0

图 1-2-12 提示身高数据近似服从正态分布，因此采用均数、标准差分别描述其集中趋势和离散趋势是合适的，即样本均数为 121.79cm，样本标准差为 5.12cm。若数据不服从正态分布，应采用中位数、四分位数间距分别描述其集中趋势和离散趋势。

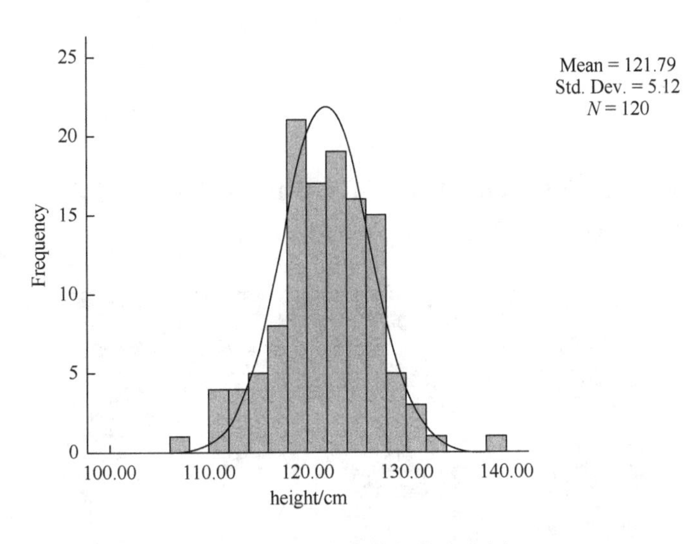

图 1-2-12　身高数据的直方图

第二节　偏态分布资料的统计描述

例 1-2-2　某年某地发生一次伤寒暴发，搜集到 96 例处于潜伏期（d）的患者，见表 1-2-4，请选择合适的统计指标进行计算，以描述伤寒暴发潜伏期的集中趋势和离散趋势。

表 1-2-4　伤寒暴发潜伏期的频数表

潜伏期/d	组中值	发病人数
3～	4	3
5～	6	24
7～	8	20
9～	10	17
11～	12	14
13～	14	7
15～	16	6
17～	18	2
19～	20	1
21～23	22	2

注意，Analyze→Descriptive Statistics 菜单下的 Frequencies、Descriptives、Explore 子菜单，以及 Analyze→Reports 菜单下的 Case Summaries 子菜单均可对定量资料的集中趋势和离散趋势进行描述。

本例以 Explore 子菜单为例进行统计描述。

【SPSS 操作】

（一）数据录入

打开 SPSS Statistics Data Editor 窗口，点击 Variable View，定义 2 个变量：x（组中值），f（发病人数）；点击 Data View，录入数据见图 1-2-13。

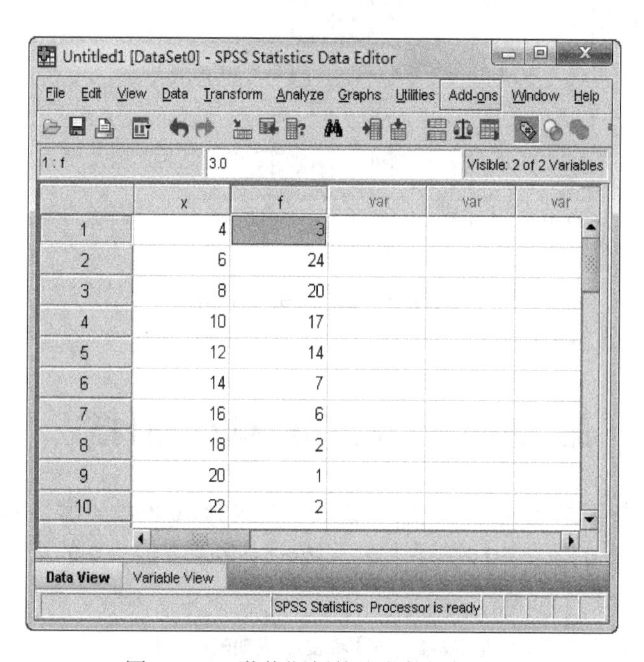

图 1-2-13　潜伏期频数分布数据的录入

（二）分析

1）将变量 f 设为权重：

🖰 Data→Weight Cases	☞打开定义权重对话框（图 1-2-14）
🖰 ⊙Weight cases by	☞勾选定义权重
🖰 Frequency Variable：选入变量 f	☞定义权重变量为 f
🖰 OK	☞提交运行

2）用 Explore 子菜单进行描述：

🖰 Analyze→Descriptive Statistics→Explore	☞打开 Explore 对话框（图 1-2-15）
🖰 Dependent List：选入变量 x	☞定义分析变量为 x
🖰 Display：⊙Both	☞显示统计分析和绘图结果
🖰 Statistics	☞打开计算统计量对话框（图 1-2-16）
🖰 ☑ Descriptives	☞选择进行统计描述
🖰 ☑ Percentiles	☞计算百分位数
🖰 Continue	☞返回主对话框
🖰 Plots	☞打开绘图对话框（图 1-2-17）

🖱 ☑ Normality plots with tests	☞显示正态分布参考线并作正态性检验
🖱 Continue	☞返回主对话框
🖱 OK	☞执行分析

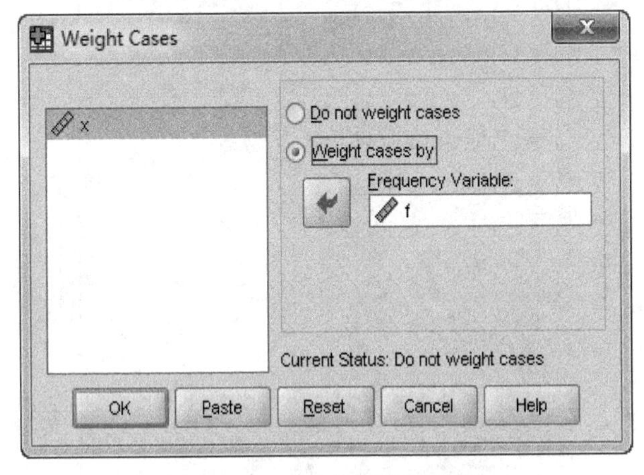

图 1-2-14　定义权重对话框

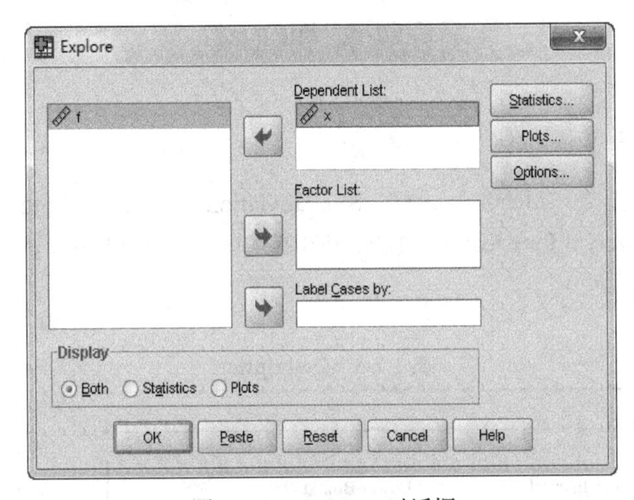

图 1-2-15　Explore 对话框

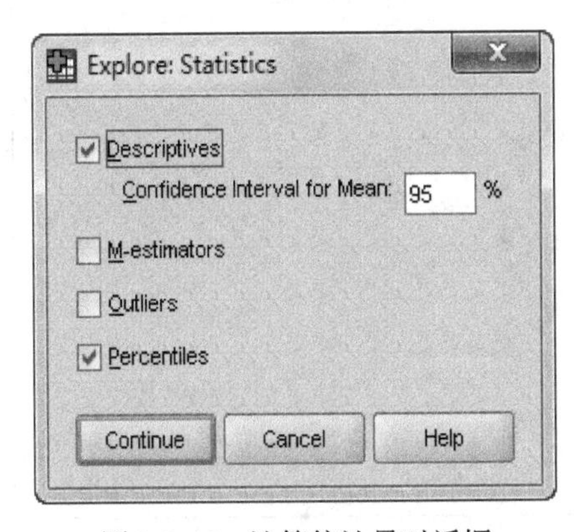

图 1-2-16　计算统计量对话框

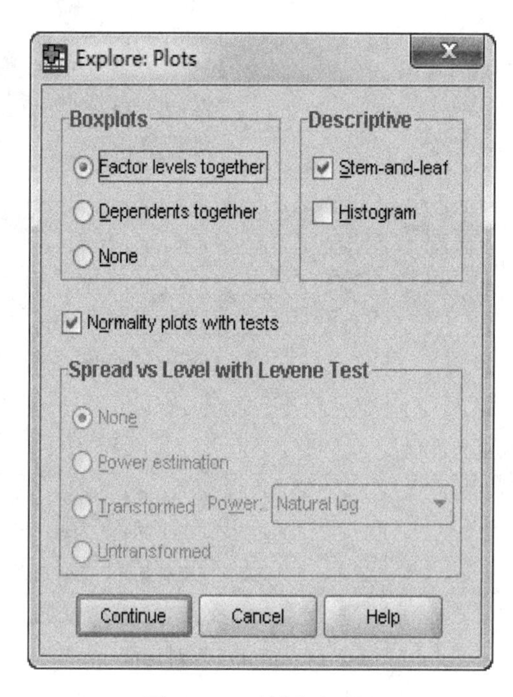

图 1-2-17 绘图对话框

【输出结果】

表 1-2-5 主要结果：Mean（均数），Std. Deviation（标准差），Std. Error（标准误），95% Confidence Interval for Mean（均数的 95%置信区间），Median（中位数），Interquartile Range（四分位数间距）。

表 1-2-5 Descriptives

			Statistic	Std. Error
x	Mean		9.88	.402
	95% Confidence Interval for Mean	Lower Bound	9.08	
		Upper Bound	10.67	
	5% Trimmed Mean		9.59	
	Median		10.00	
	Variance		15.479	
	Std. Deviation		3.934	
	Minimum		4	
	Maximum		22	
	Range		18	
	Interquartile Range		6	
	Skewness		.979	.246
	Kurtosis		.761	.488

表 1-2-6 为百分位数的计算结果，Median = 10.00d，P_{25} = 6.00d，P_{75} = 12.00d，四分位数间距为 6.00d。

表 1-2-6　Percentiles

		Percentiles						
		5	10	25	50	75	90	95
Weighted Average（Definition 1）	x	6.00	6.00	6.00	10.00	12.00	16.00	18.00
Tukey's Hinges	x			6.00	10.00	12.00		

表 1-2-7 为正态性检验结果，两种检验方法（Kolmogorov-Smirnov 和 Shapiro-Wilk）的 P 值（Sig.）均小于 0.001，提示伤寒暴发潜伏期不服从正态分布。关于正态性检验请见后面假设检验章节。

表 1-2-7　Tests of Normality

	Kolmogorov-Smirnov[a]			Shapiro-Wilk		
	Statistic	df	Sig.	Statistic	df	Sig.
x	.173	96	.000	.905	96	.000

a. Lilliefors Significance Correction

图 1-2-18 为潜伏期分布的茎叶图，也提示潜伏期不服从正态分布。

```
x Stem-and-Leaf Plot

 Frequency    Stem&Leaf

     3.00        0 .  444
    44.00        0 .  66666666666666666666666688888888888888888888
    38.00        1 .  00000000000000000222222222222224444444
     8.00        1 .  66666688
     1.00        2 .  0
     2.00 Extremes    (>=22)

 Stem width:      10
 Each leaf:       1 case(s)
```

图 1-2-18　Stem-and-Leaf Plot（茎叶图）

图 1-2-19 为正态 QQ 图，图中较多数据点偏离正态性参考线太多，提示潜伏期不服从正态分布。

图 1-2-20 为离差正态 QQ 图，图中有数据点分布在参考线“0.0”上下±0.5 范围外侧，提示潜伏期不服从正态分布。

图 1-2-21 为箱式图，其中箱体的顶线表示潜伏期的 P_{75}，底线表示潜伏期的 P_{25}，中间横线表示潜伏期的中位数（P_{50}），P_{50} 未在箱体的中心，提示潜伏期为偏态分布。

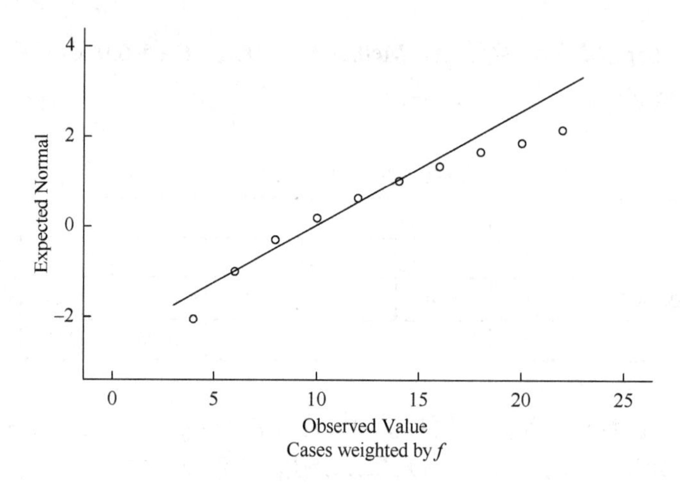

图 1-2-19　正态 QQ 图

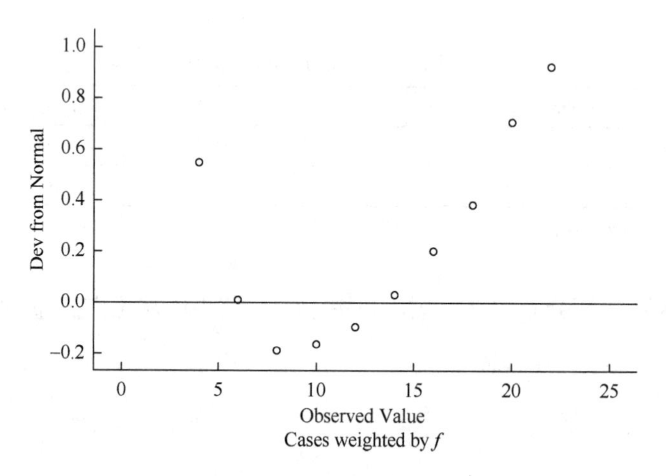

图 1-2-20　离差正态 QQ 图

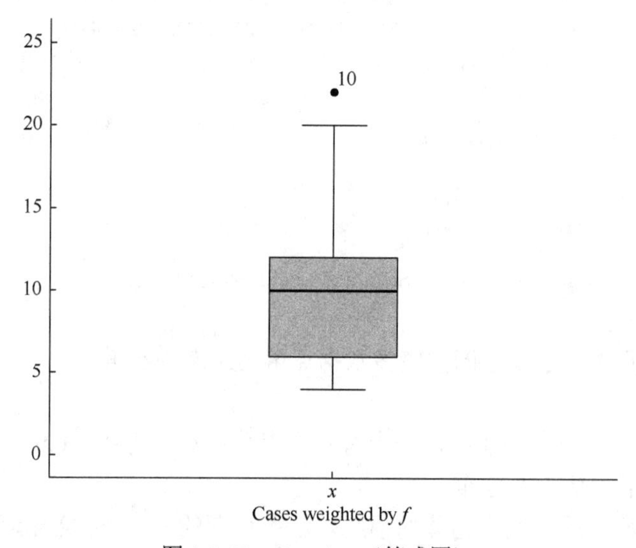

图 1-2-21　Boxplots（箱式图）

综上，正态性检验方法及各种正态性判断图形均提示潜伏期为偏态分布，宜采用中位数与四分位数间距分别描述其集中趋势和离散趋势，即平均潜伏期为 10.00d，四分位数间距为 6.00d。

第三节　呈对数正态分布资料的统计描述

例 1-2-3　某地对 49 名麻疹易感儿童接种某麻疹减毒活疫苗，接种后 1 个月测得其血清抗体滴度倒数见表 1-2-8，问血清抗体滴度倒数的平均水平及变异度各为多少？

表 1-2-8　某地 49 名麻疹易感儿童接种疫苗 1 个月后的血清抗体滴度

血清抗体滴度倒数	4	8	16	32	64	128	256	512	合计
例数	3	4	7	11	10	8	4	2	49

注意，Analyze→Descriptive Statistics 菜单下的 Frequencies、Descriptives、Explore 子菜单，以及 Analyze→Reports 菜单下的 Case Summaries 子菜单均可对定量资料的集中趋势和离散趋势进行描述。

本例以 Descriptives 子菜单为例进行统计描述。

【SPSS 操作】

（一）数据录入

打开 SPSS Statistics Data Editor 窗口，点击 Variable View，定义 2 个变量：x（血清抗体滴度倒数），f（例数）；点击 Data View，录入数据见图 1-2-22。

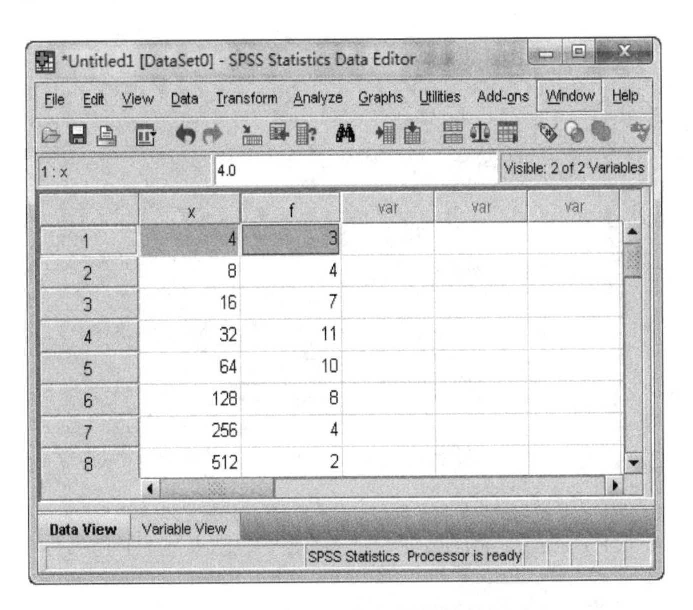

图 1-2-22　血清抗体滴度倒数的数据录入

（二）分析

1）将变量 f 设为权重：

🖱 Data→Weight Cases ☞打开定义权重对话框

🖱 ⊙Weight cases by ☞勾选定义权重

🖱 Frequency Variable：选入变量 f ☞定义权重变量为 f

🖱 OK ☞提交运行

2）对变量 x 作对数变换：

🖱 Transform→Compute Variable ☞打开变量计算对话框（图 1-2-23）

🖱 Target Variable：输入新变量名 lg$x$ ☞设置新变量为 lg$x$

🖱 Numeric Expression：输入 LG10（x） ☞对 x 作对数变换

🖱 OK ☞执行计算

3）绘制对数值 lg$x$ 的直方图：

🖱 Graphs→Legacy Dialogs→Histogram ☞打开直方图对话框

🖱 Variable：选入 lg$x$ 变量 ☞定义绘图变量为 lg$x$

🖱 OK ☞执行绘图

4）用 Descriptives 子菜单对 lg$x$ 进行描述：

🖱 Analyze→Descriptive Statistics→Descriptives ☞打开 Descriptives 对话框（图 1-2-24）

🖱 Variable（s）：选入变量 lg$x$ ☞定义分析变量为 lg$x$

🖱 Options ☞打开 Descriptives 选项对话框(图 1-2-25)

  🖱 ☑Mean ☑Std. deviation ☞计算均数与标准差

  🖱 Continue ☞返回主对话框

🖱 OK ☞执行分析

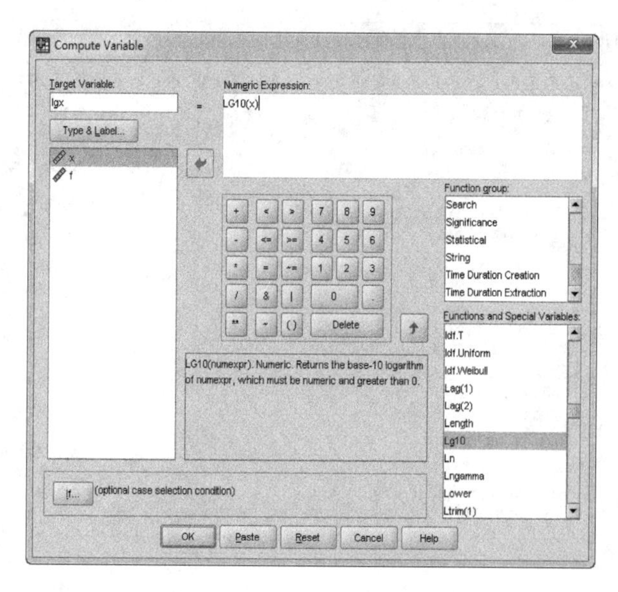

图 1-2-23 变量计算对话框

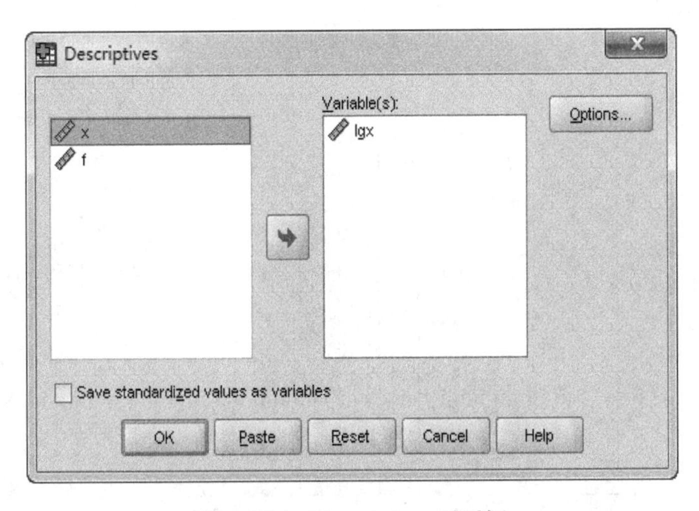

图 1-2-24　Descriptives 对话框

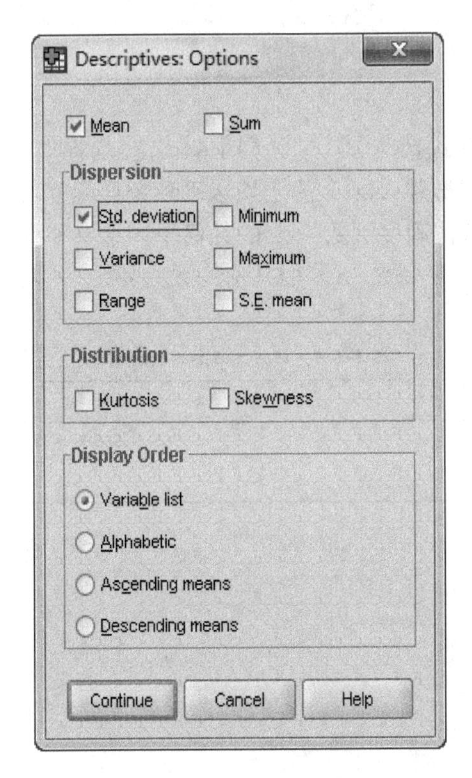

图 1-2-25　Descriptives 选项对话框

【输出结果】

图 1-2-26 提示血清抗体滴度倒数（x）的对数值（lg$x$）服从正态分布，注意血清抗体滴度倒数（x）本身是正偏态分布，但对其作对数变换可改变数据的分布形态（服从正态分布），故称血清抗体滴度倒数（x）服从对数正态分布。对于呈正态分布的对数值（lg$x$），宜采用 $\bar{X}_{\lg x}$ 与 $S_{\lg x}$ 分别描述其集中趋势和离散趋势。

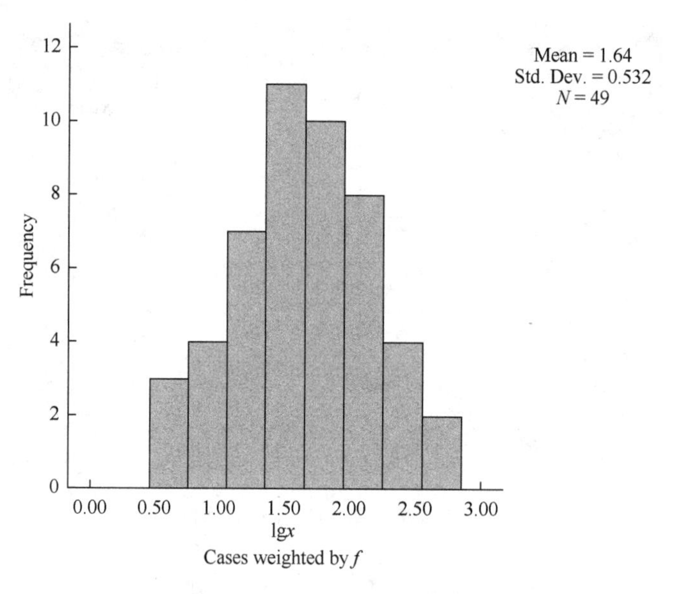

图 1-2-26 对数值的直方图

表 1-2-9 结果：lg$x$ 的均数（$\bar{X}_{\lg x}$）约为 1.64，lg$x$ 的标准差（$S_{\lg x}$）约为 0.53，分别表示血清抗体滴度倒数对数值（lg$x$）的平均水平和变异程度。用计算器将二者分别作反对数变换，可得到血清抗体滴度倒数（x）的几何平均水平和变异度大小，即 $10^{1.64} \approx 44$，$10^{0.53} \approx 3$，故血清抗体滴度倒数（x）的几何均数为 44，变异度大小为 3。

表 1-2-9 Descriptive Statistics

	N	Mean	Std. Deviation
lgx	49	1.640 3	.532 37
Valid N（listwise）	49		

（刘军祥　汪春梅）

第三章　定量资料的统计推断——t检验

提要

1. 样本均数与总体均数比较的 t 检验（One-Sample *T* Test）
2. 配对设计资料的 t 检验（Paired-Samples *T* Test）
3. 成组设计两样本均数比较的 t 检验（Independent-Samples *T* Test）

第一节　样本均数与总体均数比较的 t 检验

例 1-3-1　据大量调查得知，一般健康成年男子脉搏的均数为 72 次/分。某医生在某山区随机调查了 25 名健康成年男子，测得其脉搏（次/分）分别为：76，74，77，79，76，72，73，69，74，76，74，77，79，76，72，73，69，74，77，79，76，72，73，69，72。

问该山区健康成年男子的脉搏与一般健康成年男子的脉搏是否不同？

【SPSS 操作】

（一）数据录入

打开 SPSS Statistics Data Editor 窗口，点击 Variable View，定义 1 个变量为 maibo；点击 Data View，录入数据见图 1-3-1。

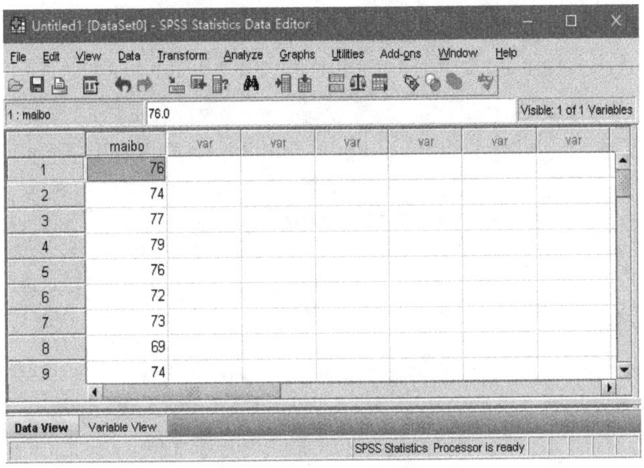

图 1-3-1　单样本数据的录入

（二）分析

1）用 Explore 子菜单作正态性检验：

🖱 Analyze→Descriptive Statistics→Explore	☞打开 Explore 对话框（图 1-3-2）
🖱 Dependent List：选入 maibo 变量	☞定义分析变量为 maibo
🖱 Plots	☞打开 Plots 对话框（图 1-3-3）
🖱 ☑Normality plots with tests	☞勾选正态性检验选项
🖱 Continue	☞返回 Explore 对话框
🖱 OK	☞执行分析

2）作单样本的 t 检验：

🖱 Analyze→Compare Means→One-Sample *T* Test	☞打开单样本 t 检验对话框（图 1-3-4）
🖱 Test Variable（s）：选入 maibo 变量	☞定义分析变量为 maibo
🖱 Test Value：输入 72	☞定义欲比较的总体均数为 72
🖱 OK	☞执行分析

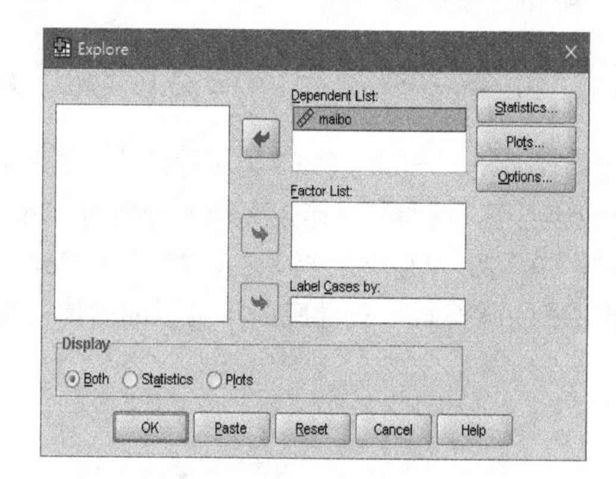

图 1-3-2　Explore 对话框

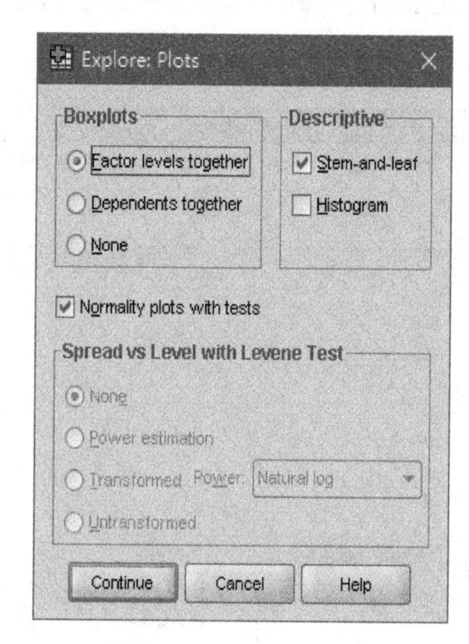

图 1-3-3　Plots 对话框

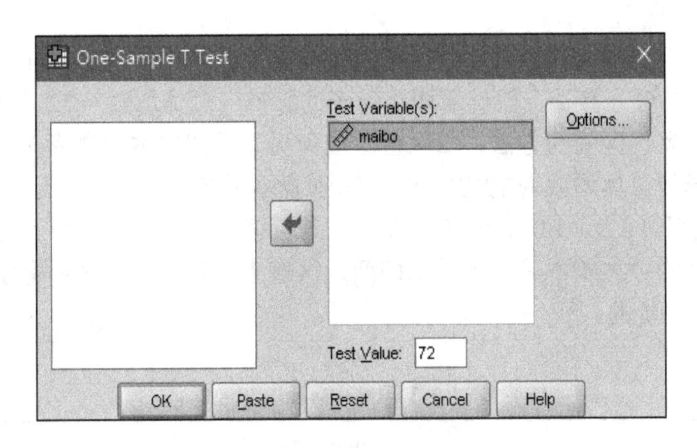

图 1-3-4　单样本 t 检验对话框

【输出结果】

在 Explore（探索性分析）输出的众多结果中，表 1-3-1 为正态性检验的结果。在 SPSS 中采用了两种正态性检验方法：K-S 检验（Kolmogorov-Smirnov），适用于 $n>50$ 的数据；S-W 检验（Shapiro-Wilk），适用于 $n\leqslant 50$ 的数据。

本例中，$n=25$，正态性检验应采用 S-W 检验的结果，该检验计算出的 $P=0.154>\alpha(0.05)$，不拒绝 H_0（服从正态分布），可认为该山区健康成年男子脉搏服从正态分布，满足单样本 t 检验的应用条件。

表 1-3-1　Tests of Normality

	Kolmogorov-Smirnov[a]			Shapiro-Wilk		
	Statistic	df	Sig.	Statistic	df	Sig.
maibo	.153	25	.132	.941	25	.154

a. Lilliefors Significance Correction

表 1-3-2 是对该变量（maibo）的描述：N（样本含量），Mean（均数），Std. Deviation（标准差），Std. Error Mean（均数的标准误）。

表 1-3-2　One-Sample Statistics

	N	Mean	Std. Deviation	Std. Error Mean
maibo	25	74.32	2.982	.596

表 1-3-3 是单样本 t 检验结果：Test Value = 72（总体均数 = 72），t（t 值），df（自由度），Sig.（2-tailed）为双侧概率（即 P 值），Mean Difference（均数之差），95% Confidence Interval of the Difference（均数之差的 95%置信区间）。

本例 t 检验结果：$t=3.890$，$P=0.001$，拒绝 H_0，接受 H_1，可以认为该山区健康成年男子的脉搏与一般健康成年男子的脉搏有统计学差异，山区健康成年男子的脉搏（样本均数 = 74.32 次/分）高于一般健康成年男子的脉搏（总体均数 = 72 次/分）。

本例若采用置信区间的方法：山区健康成年男子脉搏样本均数为 74.32 次/分，一般健康成年男子脉搏总体均数为 72 次/分，二者在样本上相差 2.320 次/分，SPSS 计算得该差值的 95%置信区间为（1.09，3.55）次/分，该区间未包含“0”，可认为两地区健康成年男子脉搏总体均数之差不等于“0”，即两地区健康成年男子的脉搏有统计学差异，这与 t 检验结果是等价的。

表 1-3-3　One-Sample Test

	Test Value = 72					
	t	df	Sig.（2-tailed）	Mean Difference	95% Confidence Interval of the Difference	
					Lower	Upper
maibo	3.890	24	.001	2.320	1.09	3.55

第二节　配对设计资料的 t 检验

例 1-3-2　为了解某家用血糖仪测量血糖的准确性，某研究者采用日本生产的某生化分析仪对 14 名糖尿病患者进行空腹血糖的测量，同时采用家用血糖仪进行测量对比，结果见表 1-3-4。问两种测量方法的结果有无差异？

表 1-3-4　两种方法测量的血糖值　（单位：mmol/L）

患者编号	生化分析仪	家用血糖仪	患者编号	生化分析仪	家用血糖仪
1	8.7	9.2	8	9.4	10.6
2	10.4	9.6	9	5.9	5.8
3	11.0	11.9	10	5.6	7.0
4	6.5	6.2	11	10.4	11.2
5	7.8	8.5	12	9.2	10.8
6	7.2	8.0	13	6.9	7.6
7	8.5	9.1	14	8.1	10.1

【SPSS 操作】

（一）数据录入

打开 SPSS Statistics Data Editor 窗口，点击 Variable View，定义 2 个变量：x1（生化分析仪），x2（家用血糖仪）；点击 Data View，录入数据见图 1-3-5。

	x1	x2
1	8.7	9.2
2	10.4	9.6
3	11.0	11.9
4	6.5	6.2
5	7.8	8.5
6	7.2	8.0
7	8.5	9.1
8	9.4	10.6
9	5.9	5.8

图 1-3-5　配对设计数据的录入

（二）分析

Analyze→Compare Means→Paired-Samples *T* Test	☞打开配对 t 检验对话框（图 1-3-6）
Paired Variables：依次选入 x_1 与 x_2 变量	☞定义配对变量为 x_1 与 x_2
OK	☞执行分析

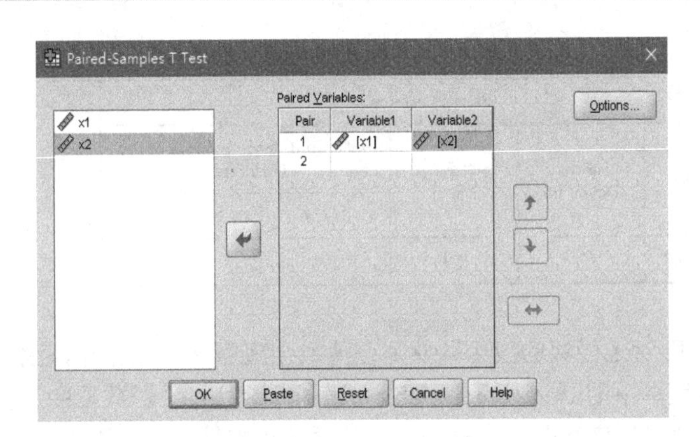

图 1-3-6　配对 t 检验对话框

【输出结果】

表 1-3-5 是对两个变量（x_1、x_2）的基本描述，包括 Mean（均数）、N（样本含量）、Std. Deviation（标准差）、Std. Error Mean（标准误）。

表 1-3-5　Paired Samples Statistics

		Mean	N	Std. Deviation	Std. Error Mean
Pair 1	x1	8.257	14	1.7109	.4573
	x2	8.971	14	1.8800	.5025

表 1-3-6 是对两个变量间的相关性进行分析，样本相关系数 $r=0.918$，对其总体相关系数（ρ）是否为“0”作假设检验，算得假设检验的 $P<0.001$，拒绝 H_0（$\rho=0$），接受 H_1（$\rho\neq0$），故两种测量方法的结果呈高度正相关。关于相关分析的内容见后面章节。

表 1-3-6 Paired Samples Correlations

		N	Correlation	Sig.
Pair 1	x1&x2	14	.918	.000

表 1-3-7 是配对 t 检验的结果：Mean（差值的均数），Std. Deviation（差值的标准差），Std. Error Mean（差值均数的标准误），95% Confidence Interval of the Difference（差值均数的 95%置信区间），t（t 值），df（自由度），Sig.（2-tailed）为双侧概率，即 P 值。

本例 t 检验结果：$t=-3.582$，$P=0.003$，拒绝 H_0，接受 H_1，可以认为两种测量方法测量的血糖结果有统计学差异，家用血糖仪测量结果（样本均数 = 8.971）高于生化分析仪（样本均数 = 8.257）。

本例若采用置信区间的方法：14 个差值的样本均数 = –0.7143，SPSS 计算出差值均数的 95%置信区间为（–1.1451，–0.2835），该区间未包含“0”，可认为两种测量方法测量的血糖结果有统计学差异，这与 t 检验结果是等价的。

表 1-3-7 Paired Samples Test

	Paired Differences					t	df	Sig.（2-tailed）
	Mean	Std. Deviation	Std. Error Mean	95% Confidence Interval of the Difference				
				Lower	Upper			
Pair 1 x1–x2	–.7143	.7461	.1994	–1.1451	–.2835	–3.582	13	.003

还应注意，配对 t 检验的应用条件是差值数据应服从正态分布，因此在分析前应先采用 Transform 菜单下的 Compute Variable 子菜单计算出 14 对数据的差值，再采用前述的 Explore 子菜单（探索性分析）检查差值数据的正态性，这里不再重复叙述。本例中，差值数据的正态性检验结果为 $P>0.05$，不拒绝 H_0（服从正态分布），可认为差值数据服从正态分布，满足配对 t 检验的应用条件。

第三节 成组设计两样本均数比较的 t 检验

例 1-3-3 某医师欲研究运铁蛋白测定对诊断病毒性肝炎的临床意义，分别对 16 名正常人和 18 名病毒性肝炎患者的血清运铁蛋白进行了测量，结果见表 1-3-8。问正常人与病毒性肝炎患者的运铁蛋白含量有无差异？

表 1-3-8　正常人与患者运铁蛋白含量的比较　　（单位：mg/dL）

正常人		病毒性肝炎患者	
269.70	278.76	228.60	232.63
276.37	258.48	208.13	194.73
261.22	282.54	190.88	221.95
294.41	265.33	212.52	233.81
261.52	264.72	240.72	241.90
272.12	269.75	227.64	237.28
276.97	271.45	227.31	218.94
267.69	265.07	193.55	225.78
—	—	232.72	211.91

【SPSS 操作】

（一）数据录入

打开 SPSS Statistics Data Editor 窗口，点击 Variable View，定义 2 个变量：group（1 为正常人组，2 为患者组），x（运铁蛋白含量）；点击 Data View，录入数据见图 1-3-7。

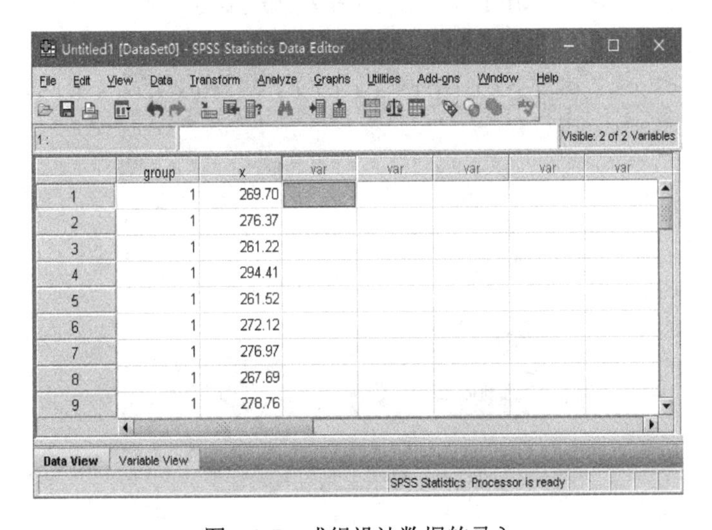

图 1-3-7　成组设计数据的录入

（二）分析

Analyze→Compare Means→Independent-Samples *T* Test	☞打开成组设计 t 检验对话框（图 1-3-8）
Test Variable（s）：选入 x 变量	☞定义分析变量为 x
Grouping Variable：选入 group 变量	☞定义分组变量为 group
Define Groups	☞打开分组变量设置对话框（图 1-3-9）

👆 Group 1：输入 1 ☞group = 1 表示第 1 组
👆 Group 2：输入 2 ☞group = 2 表示第 2 组
👆 Continue ☞返回主对话框
👆 OK ☞执行分析

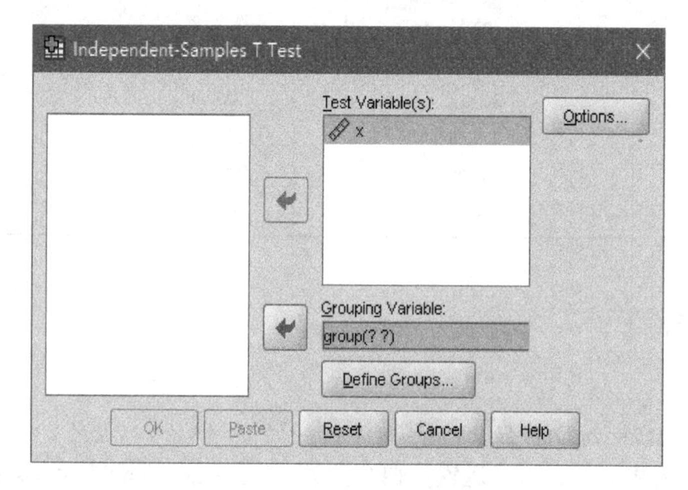

图 1-3-8 成组设计 t 检验对话框

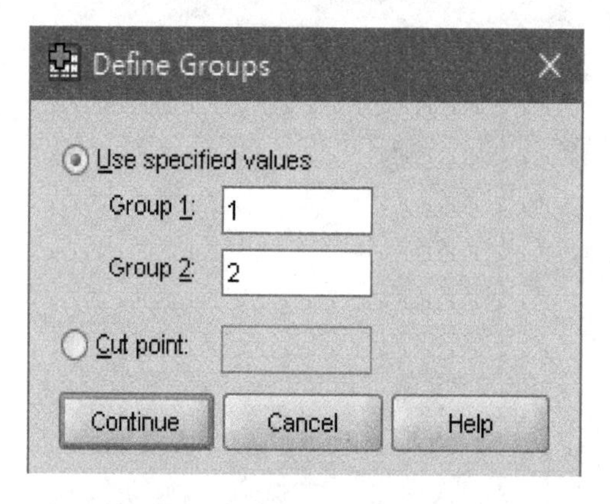

图 1-3-9 分组变量设置对话框

【输出结果】

表 1-3-9 是对两组数据的基本描述，包括 N（样本含量），Mean（均数），Std. Deviation（标准差），Std. Error Mean（标准误）。

表 1-3-9 Group Statistics

	group	N	Mean	Std. Deviation	Std. Error Mean
x	1	16	271.006 2	9.203 56	2.300 89
	2	18	221.166 7	16.028 66	3.777 99

表 1-3-10 中的“Levene’s Test for Equality of Variances”这一列为方差齐性检验结果：F（方差齐性检验的 F 值），Sig.（方差齐性检验的 P 值）。本例 $F=5.628$，$P=0.024$，拒绝 H_0（两总体方差相同），接受 H_1（两总体方差不同），可认为两总体方差不齐，故在比较两样本均数有无统计学差异时不能直接作 t 检验，可采用校正的 t 检验（t'检验）。

表 1-3-10 中的“t-test for Equality of Means”这一列为 t 检验结果，有两行结果：“Equal variances assumed”这一行为方差齐时直接 t 检验的结果；下面的“Equal variances not assumed”这一行为方差不齐时采用 t'检验的结果。

本例由于方差不齐，应采用下面第二行 t'检验的结果：$t'=11.267$，$P<0.001$，拒绝 H_0（$\mu_1=\mu_2$），接受 H_1（$\mu_1\neq\mu_2$），可认为正常人与病毒性肝炎患者的运铁蛋白含量有统计学差异，且正常人含量较高。

本例若采用置信区间的方法：正常人的样本均数≈271mg/dL，病毒性肝炎患者样本均数≈221mg/dL，二者在样本上相差 50mg/dL（Mean Difference），SPSS 计算出该差值的 95%置信区间为（40.77，58.91）mg/dL，该区间未包含“0”，即两总体均数之差不等于“0”，可认为两人群的运铁蛋白含量有统计学差异，这与 t'检验结果是等价的。

表 1-3-10　Independent Samples Test

		Levene’s Test for Equality of Variances		t-test for Equality of Means						
									95% Confidence Interval of the Difference	
		F	Sig.	t	df	Sig.（2-tailed）	Mean Difference	Std. Error Difference	Lower	Upper
x	Equal variances assumed	5.628	.024	10.928	32	.000	49.839 58	4.560 77	40.549 60	59.129 56
	Equal variances not assumed			11.267	27.640	.000	49.839 58	4.423 49	40.773 15	58.906 02

应注意，成组设计两样本均数比较 t 检验的最基本应用条件是两组数据均应服从正态分布，因此在分析前可采用前述的 Explore 子菜单（探索性分析）检查两组数据的正态性，这里不再重复叙述。本例中，两组数据的正态性检验结果均为 $P>0.05$，不拒绝 H_0（服从正态分布），可认为两组数据均服从正态分布，满足成组设计 t 检验的正态性应用条件。

（刘军祥　张　容）

第四章　卡 方 检 验

提要

1. 成组设计资料的卡方检验
   (1) 四格表资料的卡方检验
   (2) 行×列表资料的卡方检验
2. 配对设计资料的卡方检验
3. 趋势卡方检验
4. 确切概率法

第一节　成组设计资料的卡方检验

例 1-4-1（四格表资料的卡方检验）　某研究者欲比较 A、B 两种药物治疗高血压的疗效，将 80 例高血压患者随机等分为两组，分别采用 A、B 两种药物治疗，两周后观察疗效，结果见表 1-4-1。问两种药物治疗高血压的疗效有无差异？

表 1-4-1　两种药物治疗高血压的效果

组别	有效	无效	合计	有效率/%
A 药	35	5	40	87.5
B 药	25	15	40	62.5
合计	60	20	80	75.0

【SPSS 操作】

（一）数据录入

打开 SPSS Statistics Data Editor 窗口，点击 Variable View，定义 3 个变量：group 表示组别（1 为 A 药组，2 为 B 药组），lx 表示疗效（1 为有效，0 为无效），*f* 表示频数，见图 1-4-1；再点击 Data View，录入数据见图 1-4-2。

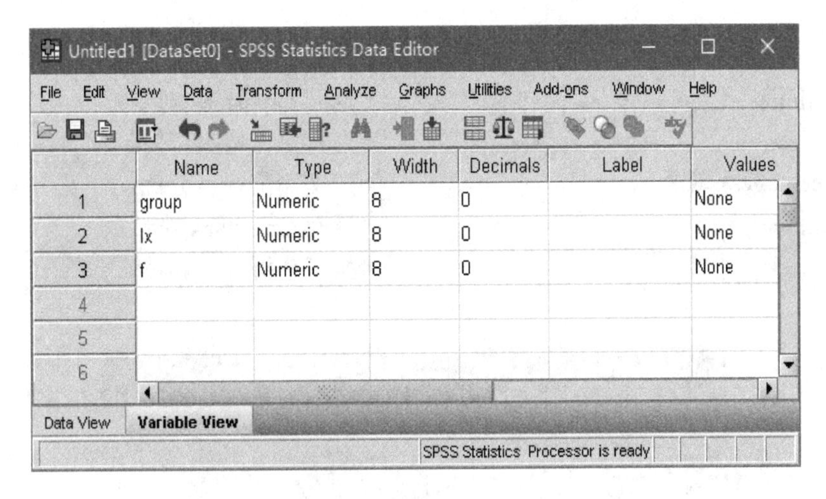

	Name	Type	Width	Decimals	Label	Values
1	group	Numeric	8	0		None
2	lx	Numeric	8	0		None
3	f	Numeric	8	0		None

图 1-4-1　Variable View 子窗口中定义的 3 个变量

	group	lx	f
1	1	1	35
2	1	0	5
3	2	1	25
4	2	0	15

图 1-4-2　数据的录入

（二）分析

1）将变量 *f* 设为权重：

⁂ Data→Weight Cases	☞打开定义权重对话框（图 1-4-3）
⁂ ⊙Weight cases by	☞定义权重
⁂ Frequency Variable：*f*	☞选入权重变量 *f*
⁂ OK	☞提交运行

2）作交叉表分析：

⁂ Analyze→Descriptive Statistics→Crosstabs	☞打开 Crosstabs 对话框（图 1-4-4）
⁂ Row（s）：group	☞定义行变量为 group
⁂ Column（s）：lx	☞定义列变量为 lx
⁂ Statistics	☞打开计算统计量对话框（图 1-4-5）

☑Chi-square	☞勾选卡方检验
Continue	☞返回 Crosstabs 对话框
Cell Display	☞打开单元格显示对话框（图 1-4-6）
Percentages：☑Row	☞定义输出行百分比
Continue	☞返回 Crosstabs 对话框
OK	☞执行分析

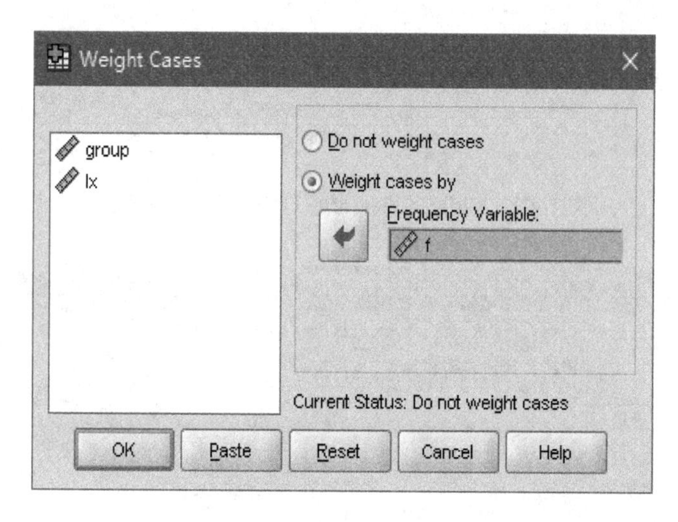

图 1-4-3　定义权重对话框

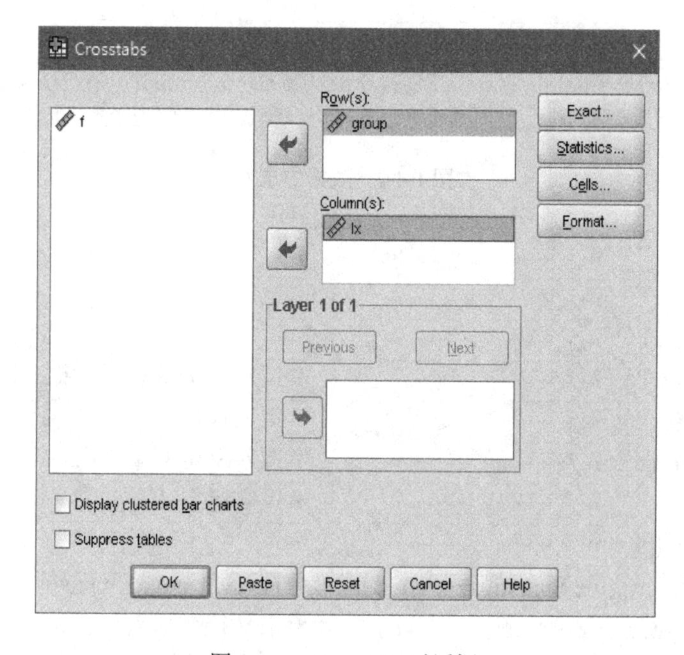

图 1-4-4　Crosstabs 对话框

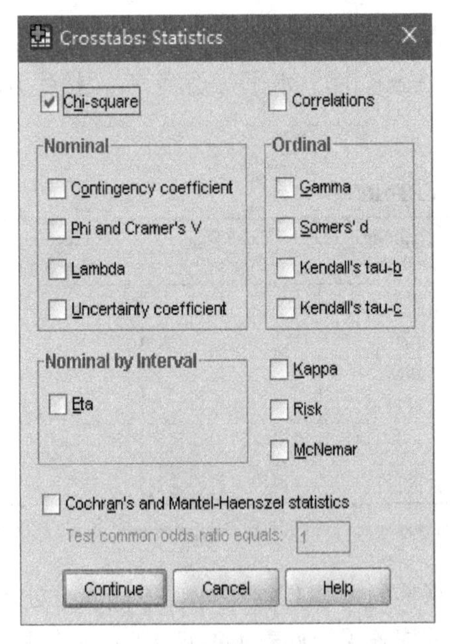

图 1-4-5 计算统计量对话框

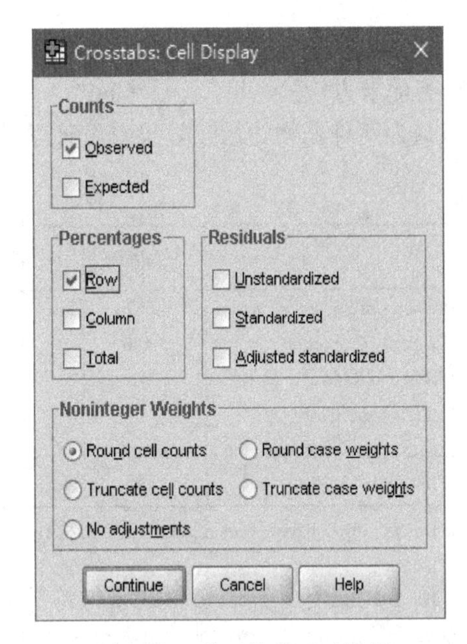

图 1-4-6 单元格显示对话框

【输出结果】

表 1-4-2 为根据数据产生的 2×2 四格表，其中，“Count”为实际频数，“% within group”为各组无效、有效例数占该组例数的百分比。

表 1-4-2 group * lx Crosstabulation

			lx		Total
			0	1	
group	1	Count	5	35	40
		% within group	12.5%	87.5%	100.0%
	2	Count	15	25	40
		% within group	37.5%	62.5%	100.0%
Total		Count	20	60	80
		% within group	25.0%	75.0%	100.0%

表 1-4-3 为 SPSS 基于该数据作的几种假设检验结果，应根据分析目的、数据特点选用对应的检验结果。

第一行 Pearson Chi-Square 是当 $n \geqslant 40$，$T_{min} \geqslant 5$ 时的卡方检验结果，分别列出了 Value（χ^2 值）、df（自由度）、Asymp. Sig.（概率值），最后是 Exact Sig.（确切概率法的概率值）。

第二行 Continuity Correction（连续性校正）是 $n \geqslant 40$，$1 \leqslant T_{min} < 5$ 时的卡方检验结果。

下面依次为 Likelihood Ratio（似然比检验结果）、Fisher's Exact Test（确切概率法结果）、Linear-by-Linear Association（趋势卡方检验结果）、N of Valid Cases（有效分析例数）。当 $T_{min} < 1$ 或者 $n < 40$ 时，应选用 Fisher's 确切概率法。

表 1-4-3 下的备注 a 中给出了最小理论频数为 10，且 $n=80>40$，因此应选用表中第一行的卡方检验结果，$\chi^2=6.667$，$P=0.010$，按 $\alpha=0.05$ 水平，拒绝 H_0，接受 H_1，可以认为两种药物的治疗效果有统计学差异。

表 1-4-3　Chi-Square Tests

	Value	df	Asymp. Sig.（2-sided）	Exact Sig.（2-sided）	Exact Sig.（1-sided）
Pearson Chi-Square	6.667[a]	1	.010		
Continuity Correction[b]	5.400	1	.020		
Likelihood Ratio	6.907	1	.009		
Fisher's Exact Test				.019	.009
Linear-by-Linear Association	6.583	1	.010		
N of Valid Cases	80				

a. 0 cells（.0%）have expected count less than 5. The minimum expected count is 10.00；b. Computed only for a 2×2 table

例 1-4-2（行×列表资料的卡方检验）　某医院选择自愿接受 4 种不同麻醉处理的门诊手术未产妇各 120 例，观察 4 种麻醉处理的镇痛效果，见表 1-4-4。问 4 种处理的镇痛效果有无差异？

表 1-4-4　4 种不同麻醉处理的镇痛效果比较

镇痛方法	例数	有效数	有效率/%
颈麻	120	50	41.7
注药	120	110	91.7
置栓	120	100	83.3
对照	120	30	25.0

【SPSS 操作】

（一）数据录入

打开 SPSS Statistics Data Editor 窗口，点击 Variable View，定义 3 个变量：group2 表示镇痛方法（1 为颈麻组，2 为注药组，3 为置栓组，4 为对照组），lx2 表示镇痛效果（1 为有效，0 为无效），f2 表示频数，见图 1-4-7；再点击 Data View，录入数据见图 1-4-8。

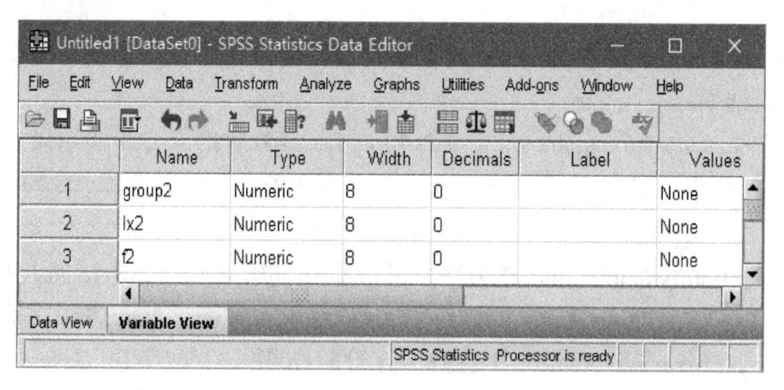

图 1-4-7　Variable View 子窗口中定义的 3 个变量

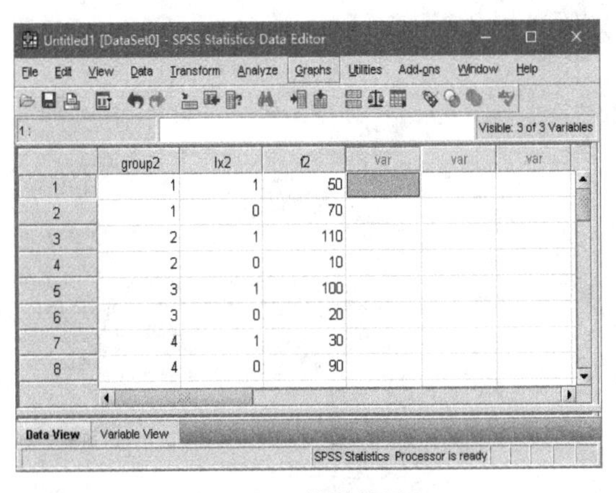

	group2	lx2	f2	var	var	var
1	1	1	50			
2	1	0	70			
3	2	1	110			
4	2	0	10			
5	3	1	100			
6	3	0	20			
7	4	1	30			
8	4	0	90			

图 1-4-8 数据的录入

（二）分析

1）将变量 f_2 设为权重：

Data→Weight Cases ☞打开定义权重对话框（图 1-4-9）

⊙Weight cases by

Frequency Variable：f_2 ☞选入权重变量 f_2

OK ☞提交运行

2）作交叉表分析：

Analyze→Descriptive Statistics→Crosstabs ☞打开 Crosstabs 对话框（图 1-4-10）

Row（s）：group2 ☞定义行变量为 group2

Column（s）：lx2 ☞定义列变量为 lx2

Statistics ☞打开计算统计量对话框（图 1-4-11）

  ☑ Chi-square ☞勾选卡方检验

  Continue ☞返回 Crosstabs 对话框

Cell Display ☞打开单元格显示对话框（图 1-4-12）

  Percentages：☑ Row ☞定义输出行百分比

  Continue ☞返回 Crosstabs 对话框

OK ☞执行分析

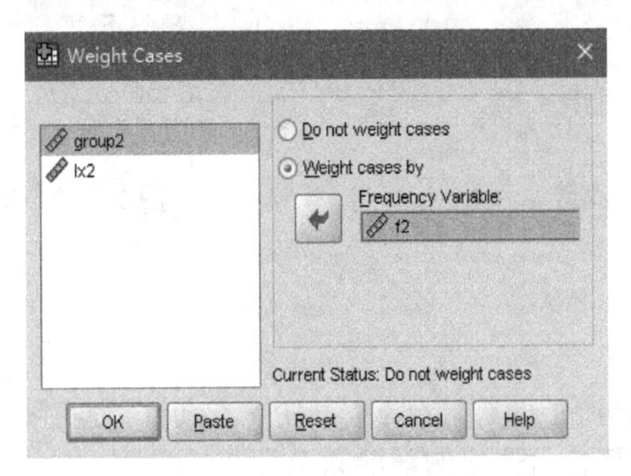

图 1-4-9 定义权重对话框

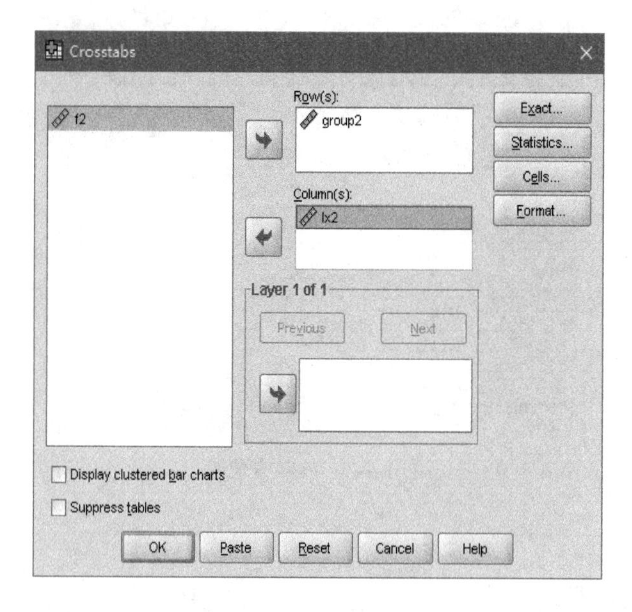

图 1-4-10　Crosstabs 对话框

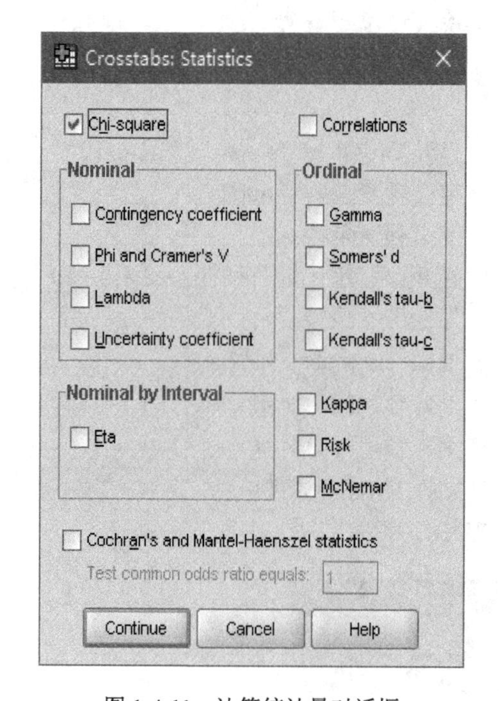

图 1-4-11　计算统计量对话框

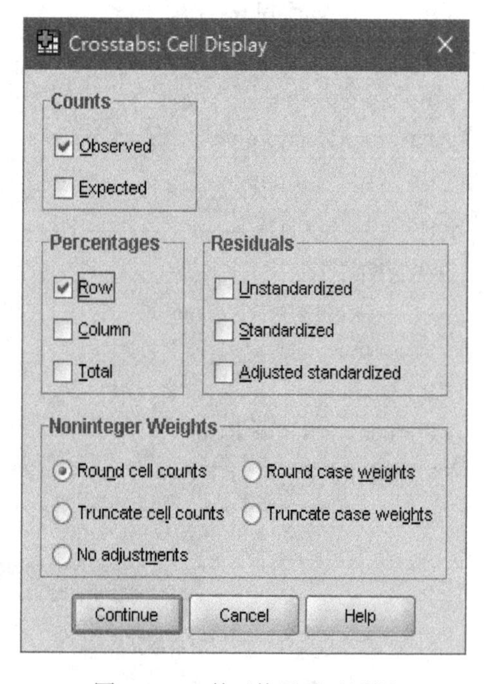

图 1-4-12　单元格显示对话框

【输出结果】

表 1-4-5 为根据数据产生的行×列表，其中，“Count”为实际频数，“% within group2”为各组中无效、有效例数各占该组例数的百分比。

表 1-4-5 group2 * lx2 Crosstabulation

			lx2		Total
			0	1	
group2	1	Count	70	50	120
		% within group2	58.3%	41.7%	100.0%
	2	Count	10	110	120
		% within group2	8.3%	91.7%	100.0%
	3	Count	20	100	120
		% within group2	16.7%	83.3%	100.0%
	4	Count	90	30	120
		% within group2	75.0%	25.0%	100.0%
Total		Count	190	290	480
		% within group2	39.6%	60.4%	100.0%

表 1-4-6 是卡方检验的结果：$\chi^2 = 155.935$，$P < 0.001$，按 $\alpha = 0.05$ 水平，拒绝 H_0，接受 H_1，可以认为 4 种麻醉处理的镇痛效果不全相同。若要进一步分析哪些对比组间有无差异，应作两两比较，且两两比较时应避免假阳性率增大，可以降低每次两两比较的检验水平 α。常采用 $\alpha' = \alpha / k$，k 为两两比较次数。

表 1-4-6 Chi-Square Tests

	Value	df	Asymp. Sig.（2-sided）
Pearson Chi-Square	155.935[a]	3	.000
Likelihood Ratio	169.492	3	.000
Linear-by-Linear Association	8.519	1	.004
N of Valid Cases	480		

a. 0 cells（.0%）have expected count less than 5. The minimum expected count is 47.50

第二节 配对设计资料的卡方检验

例 1-4-3 某科研人员随机抽取了 150 份乳品，将每份乳品分别采用乳胶凝集法与常规培养法对其做细菌培养，观察细菌的生长情况，结果见表 1-4-7。问两种方法的细菌培养结果有无差异？

表 1-4-7 两种方法细菌培养的结果

乳胶凝集	常规培养		合计
	+	–	
+	27	11	38
–	38	74	112
合计	65	85	150

【SPSS 操作】

（一）数据录入

打开 SPSS Statistics Data Editor 窗口，点击 Variable View，定义 3 个变量：rj 表示乳胶凝集法的结果（1 为阳性，0 为阴性），cg 表示常规培养法的结果（1 为阳性，0 为阴性），f_3 表示频数，见图 1-4-13；再点击 Data View，录入数据见图 1-4-14。

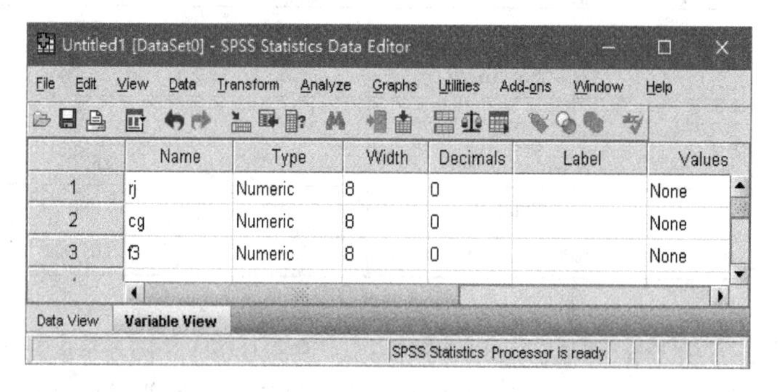

图 1-4-13　Variable View 子窗口中定义的 3 个变量

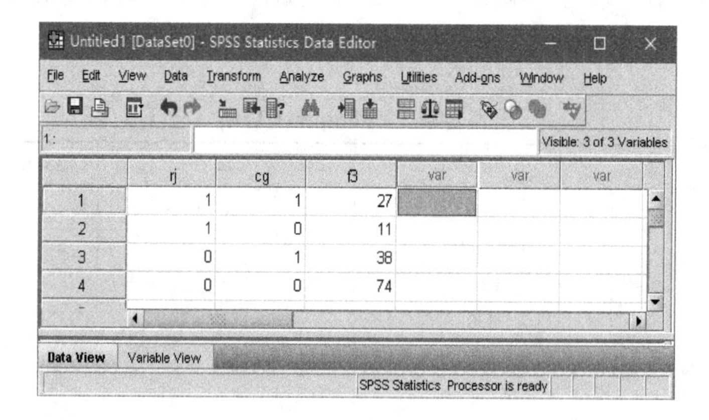

图 1-4-14　数据的录入

（二）分析

1）将变量 f_3 设为权重：

Data→Weight Cases　　☞打开定义权重对话框（图 1-4-15）

⊙Weight cases by

Frequency Variable：f_3　　☞选入权重变量 f_3

OK　　☞提交运行

2）作交叉表分析：

Analyze→Descriptive Statistics→Crosstabs　　☞打开 Crosstabs 对话框（图 1-4-16）

Row（s）：rj　　☞定义行变量为 rj

Column（s）：cg　　☞定义列变量为 cg

Statistics	☞打开计算统计量对话框（图 1-4-17）
☑ McNemar	☞勾选 McNemar 检验
Continue	☞返回 Crosstabs 对话框
OK	☞执行分析

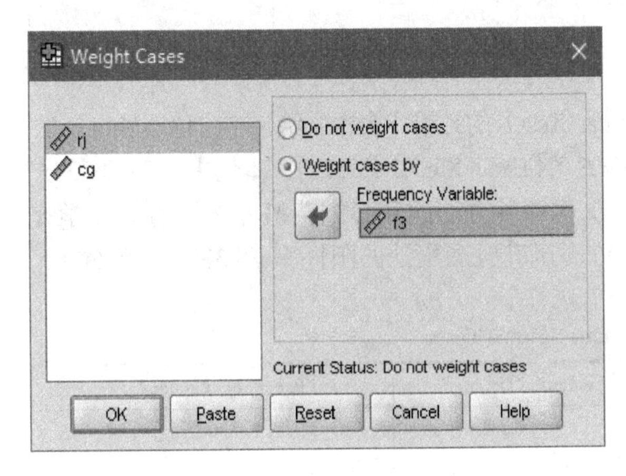

图 1-4-15 定义权重对话框

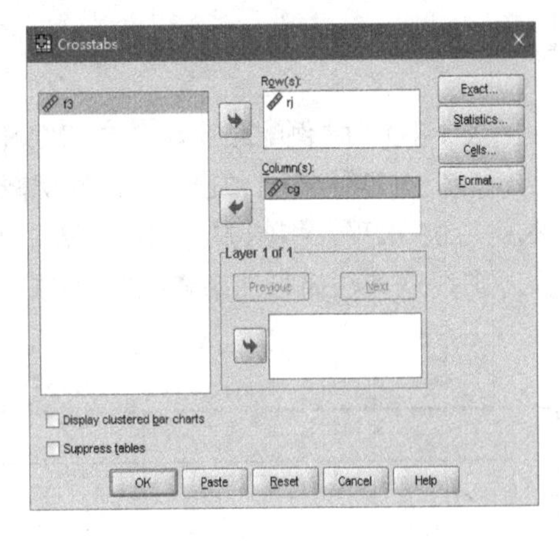

图 1-4-16 Crosstabs 对话框

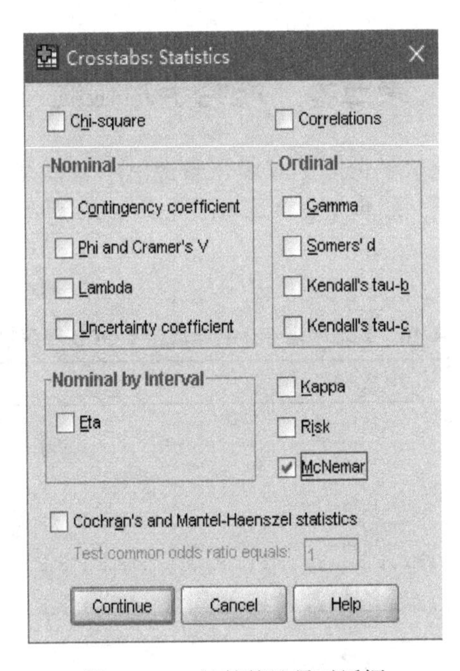

图 1-4-17 计算统计量对话框

【输出结果】

表 1-4-8 为本例的配对四格表。

表 1-4-8　rj * cg Crosstabulation

Count

		cg		Total
		0	1	
rj	0	74	38	112
	1	11	27	38
Total		85	65	150

表 1-4-9 为本例配对卡方检验（McNemar Test）的结果，表中未给出卡方值（Value），给出了基于二项分布计算出的双侧确切概率 P 值[Exact Sig.(2-sided)]。本例中，$P<0.001$，按 $\alpha=0.05$ 水平，拒绝 H_0，接受 H_1，可认为两种方法的乳品细菌培养效果有统计学差异，常规培养法的阳性率 43.33%(65/150) 高于乳胶凝集法的阳性率 25.33%(38/150)。

表 1-4-9　Chi-Square Tests

	Value	Exact Sig.（2-sided）
McNemar Test		.000[a]
N of Valid Cases	150	

a. Binomial distribution used

第三节　趋势卡方检验

例 1-4-4　在某地社区的诊断结果中，整理出中老年人各年龄组的慢性阻塞性肺部疾病（COPD）患病情况，结果见表 1-4-10。问中老年人 COPD 患病率随年龄增加有无上升趋势？

表 1-4-10　某地中老年人各年龄组 COPD 患病情况

年龄	调查人数	病例数	患病率/%
40～	2624	27	1.0
50～	2546	51	2.0
60～	1675	86	5.1
70～99	1466	103	7.0
合计	8311	267	3.2

【SPSS 操作】

（一）数据录入

打开 SPSS Statistics Data Editor 窗口，点击 Variable View，定义 3 个变量：age 表

示年龄组（1 为 40～组，2 为 50～组，3 为 60～组，4 为 70～99 组），case 表示患病情况（1 为患病，0 为未患病），f4 表示频数，见图 1-4-18；再点击 Data View，录入数据见图 1-4-19。

	Name	Type	Width	Decimals	Label	Values
1	age	Numeric	8	0		None
2	case	Numeric	8	0		None
3	f4	Numeric	8	0		None

图 1-4-18 Variable View 子窗口中定义的 3 个变量

	age	case	f4
1	1	1	27
2	1	0	2597
3	2	1	51
4	2	0	2495
5	3	1	86
6	3	0	1589
7	4	1	103
8	4	0	1363

图 1-4-19 数据的录入

（二）分析

1）将变量 f4 设为权重：

Data→Weight Cases ☞打开定义权重对话框（图 1-4-20）

⊙Weight cases by

Frequency Variable：f4 ☞选入权重变量 f4

OK ☞提交运行

2）作交叉表分析：

Analyze→Descriptive Statistics→Crosstabs ☞打开 Crosstabs 对话框（图 1-4-21）

🖱 Row（s）：age	☞定义行变量为 age
🖱 Column（s）：case	☞定义列变量为 case
🖱 Statistics	☞打开计算统计量对话框（图 1-4-22）
🖱 ☑ Chi-square	☞勾选卡方检验
🖱 Continue	☞返回 Crosstabs 对话框
🖱 Cell Display	☞打开单元格显示对话框（图 1-4-23）
🖱Percentages：☑ Row	☞定义输出行百分比
🖱Continue	☞返回 Crosstabs 对话框
🖱 OK	☞执行分析

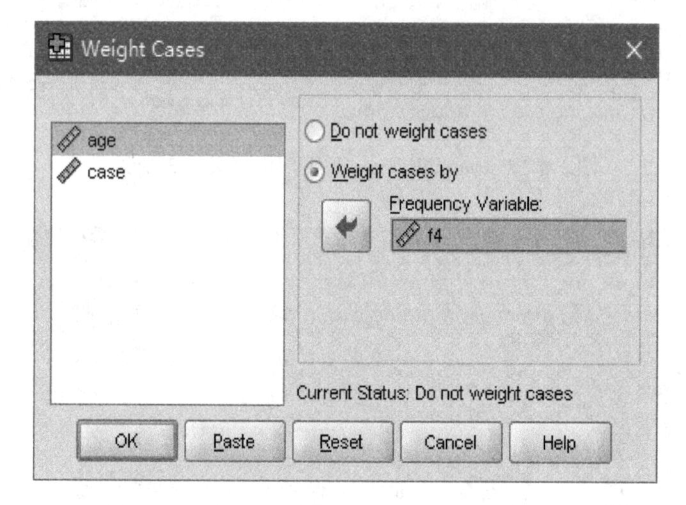

图 1-4-20　定义权重对话框

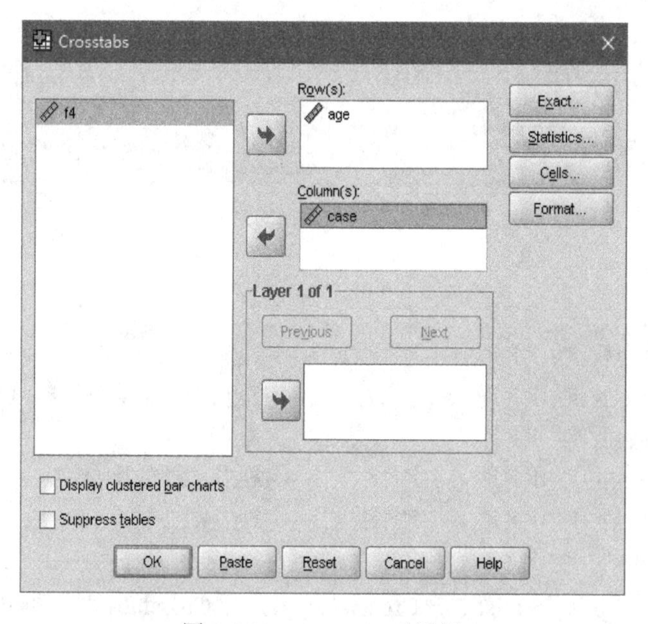

图 1-4-21　Crosstabs 对话框

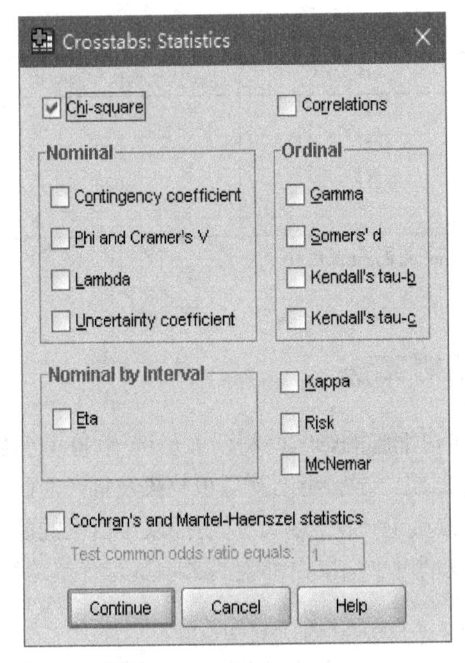

图 1-4-22　计算统计量对话框

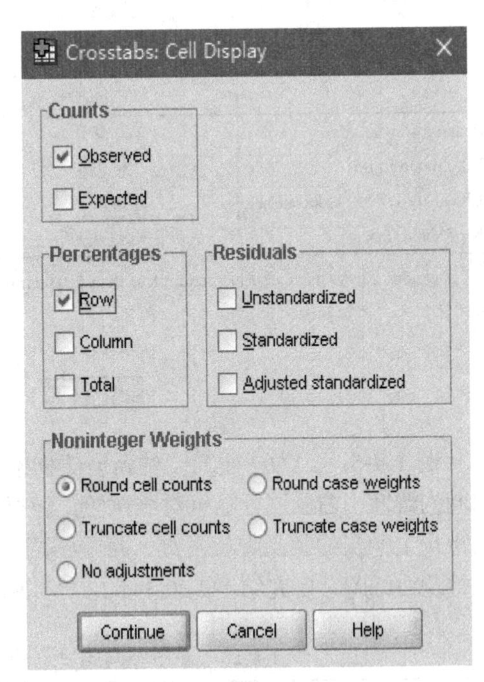

图 1-4-23　单元格显示对话框

【输出结果】

表 1-4-11 是根据数据产生的 4×2 交叉表，其中，“Count”为实际频数，“% within age”为未患病、患病例数占该组例数的百分比。可以初步看出，随着年龄增加，患病率增加。

表 1-4-11　age * case Crosstabulation

			case		Total
			0	1	
age	1	Count	2597	27	2624
		% within age	99.0%	1.0%	100.0%
	2	Count	2495	51	2546
		% within age	98.0%	2.0%	100.0%
	3	Count	1589	86	1675
		% within age	94.9%	5.1%	100.0%
	4	Count	1363	103	1466
		% within age	93.0%	7.0%	100.0%
Total		Count	8044	267	8311
		% within age	96.8%	3.2%	100.0%

表 1-4-12 中“Linear-by-Linear Association”为趋势卡方检验分析的结果：$\chi^2=134.467$，$P<0.001$，按 $\alpha=0.05$ 水平，拒绝 H_0，接受 H_1，可认为随着年龄增加，COPD 的患病率有增加趋势。

表 1-4-12 Chi-Square Tests

	Value	df	Asymp. Sig.（2-sided）
Pearson Chi-Square	140.669[a]	3	.000
Likelihood Ratio	136.724	3	.000
Linear-by-Linear Association	134.467	1	.000
N of Valid Cases	8311		

a. 0 cells（.0%）have expected count less than 5. The minimum expected count is 47.10

第四节 确切概率法

例 1-4-5 为了研究一种新型植物染发剂对白细胞的影响，科研人员选了 30 只月龄相同的雌性小白鼠进行随机对照试验，随机分为 2 组，试验组用新型植物染发剂，对照组用市场上购买的某品牌染发剂，每隔一周给小白鼠染毛一次，3 个月后抽取小白鼠的静脉血检测白细胞，研究结果见表 1-4-13。问两种染发剂对小白鼠白细胞的影响是否有差异？

表 1-4-13 使用不同染发剂的小白鼠 3 个月后的白细胞检测结果

分组	例数	正常	异常数	异常率/%
试验组	15	14	1	6.7
对照组	15	12	3	20.0
合计	30	26	4	13.3

【SPSS 操作】

（一）数据录入

打开 SPSS Statistics Data Editor 窗口，点击 Variable View，定义 3 个变量：group5 表示分组（1 为试验组，2 为对照组），case5 表示白细胞检测结果（1 为异常，0 为正常），f5 表示频数，见图 1-4-24；再点击 Data View，录入数据见图 1-4-25。

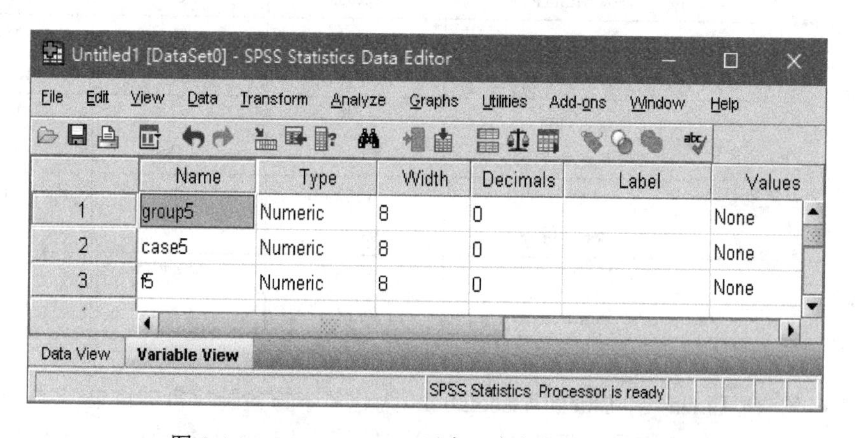

图 1-4-24 Variable View 子窗口中定义的 3 个变量

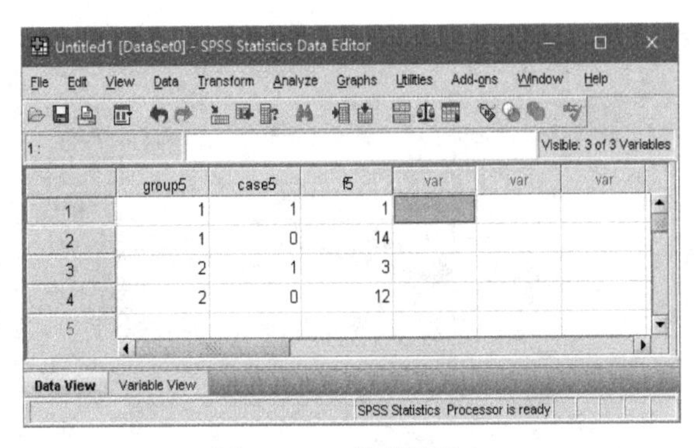

图 1-4-25　数据的录入

（二）分析

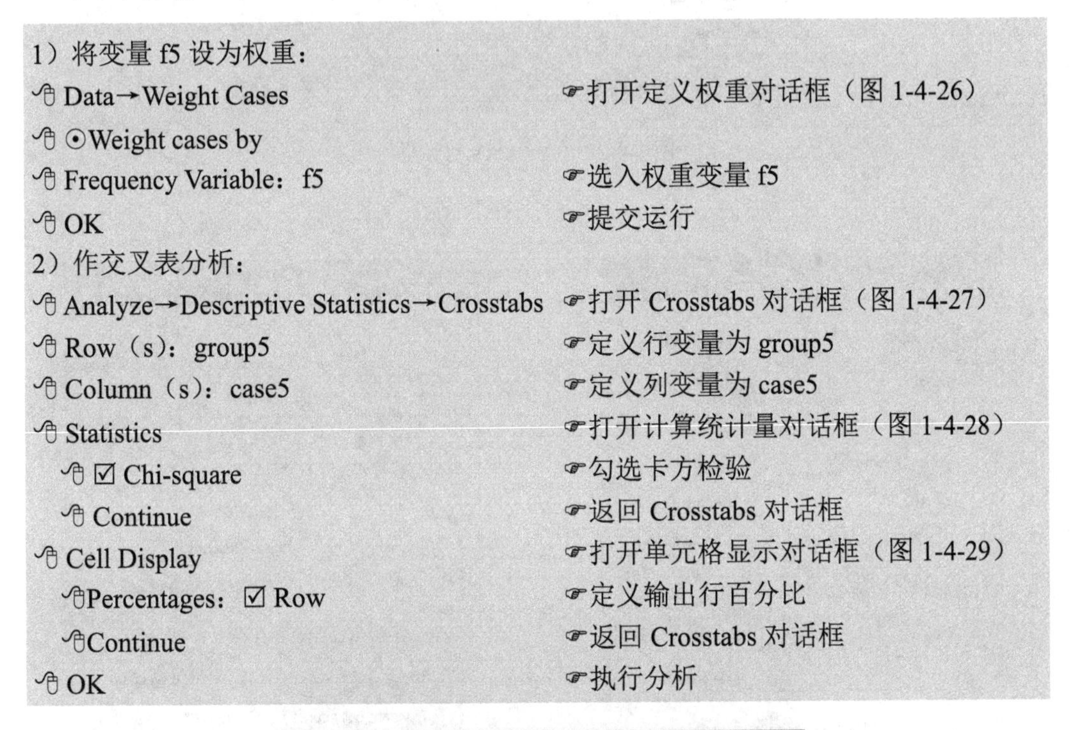

1）将变量 f5 设为权重：

- Data→Weight Cases　☞打开定义权重对话框（图 1-4-26）
- ⊙Weight cases by
- Frequency Variable：f5　☞选入权重变量 f5
- OK　☞提交运行

2）作交叉表分析：

- Analyze→Descriptive Statistics→Crosstabs　☞打开 Crosstabs 对话框（图 1-4-27）
- Row（s）：group5　☞定义行变量为 group5
- Column（s）：case5　☞定义列变量为 case5
- Statistics　☞打开计算统计量对话框（图 1-4-28）
  - ☑ Chi-square　☞勾选卡方检验
  - Continue　☞返回 Crosstabs 对话框
- Cell Display　☞打开单元格显示对话框（图 1-4-29）
  - Percentages：☑ Row　☞定义输出行百分比
  - Continue　☞返回 Crosstabs 对话框
- OK　☞执行分析

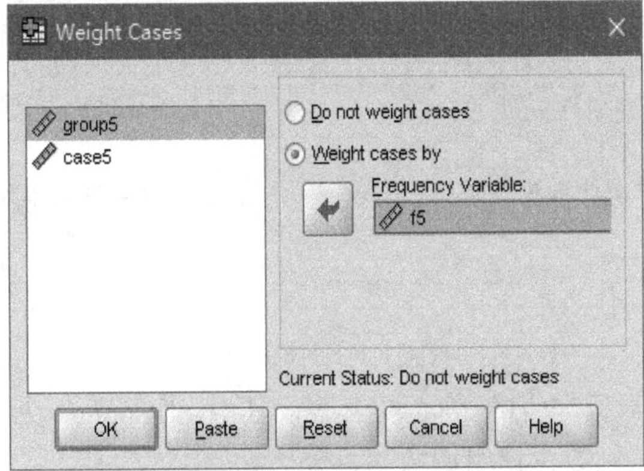

图 1-4-26　定义权重对话框

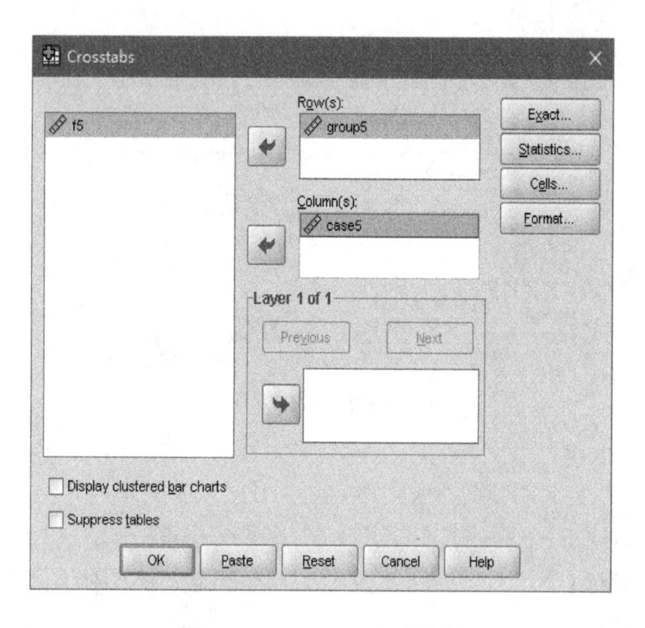

图 1-4-27　Crosstabs 对话框

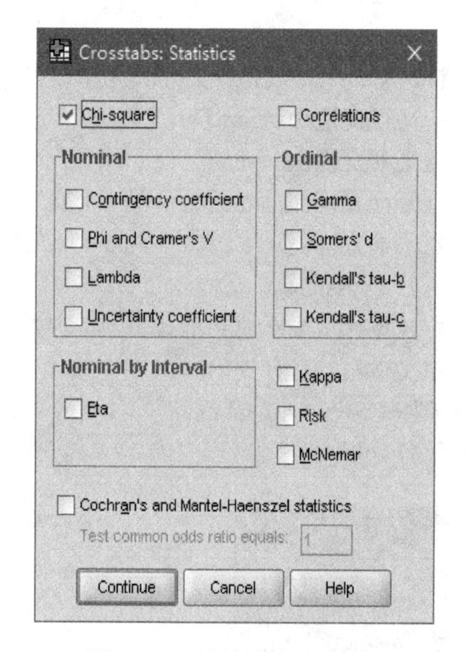

图 1-4-28　计算统计量对话框

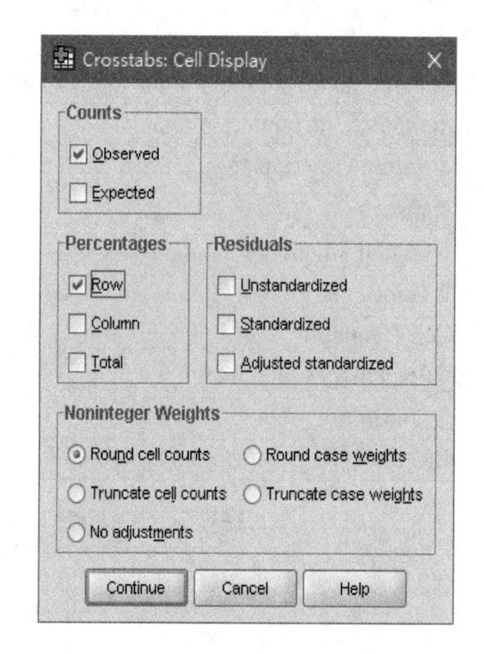

图 1-4-29　单元格显示对话框

【输出结果】

表 1-4-14 是根据数据产生的 2×2 交叉表，其中，“Count”为实际频数，“% within group5”为正常、异常例数占该组例数的百分比。

表 1-4-14 group5 * case5 Crosstabulation

			case5		Total
			0	1	
group5	1	Count	14	1	15
		% within group5	93.3%	6.7%	100.0%
	2	Count	12	3	15
		% within group5	80.0%	20.0%	100.0%
Total		Count	26	4	30
		% within group5	86.7%	13.3%	100.0%

表 1-4-15 为假设检验的结果：本例中，$n = 30 < 40$，宜采用 Fisher's 确切概率法结果（Fisher's Exact Test），$P = 0.598$，按 $\alpha = 0.05$ 水平，不拒绝 H_0，尚不能认为两种染发剂对小白鼠的白细胞影响有差异。

表 1-4-15 Chi-Square Tests

	Value	df	Asymp. Sig.（2-sided）	Exact Sig.（2-sided）	Exact Sig.（1-sided）
Pearson Chi-Square	1.154[a]	1	.283		
Continuity Correction[b]	.288	1	.591		
Likelihood Ratio	1.200	1	.273		
Fisher's Exact Test				.598	.299
Linear-by-Linear Association	1.115	1	.291		
N of Valid Cases	30				

a. 2 cells（50.0%）have expected count less than 5. The minimum expected count is 2.00；b. Computed only for a 2×2 table

（叶运莉 秦正积）

第五章　定量资料的统计推断——方差分析

提要

1. 完全随机设计资料的方差分析（One-Way ANOVA）
2. 随机区组设计资料的方差分析（Two-Way ANOVA）
3. 析因设计资料的方差分析（Factorial Design ANOVA）
4. 交叉设计资料的方差分析（Cross-Over Design ANOVA）
5. 重复测量资料的方差分析（Repeated Measure ANOVA）

第一节　完全随机设计资料的方差分析

例 1-5-1　为研究某新降压药 B 的疗效，某研究者进行了如下试验：选取已做成高血压模型的大鼠 36 只，随机等分为 3 组，每组 12 只，分别给予不处理、服用常规降压药 A、新药 B 三种不同处理。2h 后，测量大鼠收缩压，结果见表 1-5-1。试分析三种不同处理的效果有无差异。

表 1-5-1　三种不同处理大鼠收缩压　（单位：mmHg[①]）

不处理	A 药	B 药
123	110	108
137	118	110
138	109	101
123	108	94
130	114	113
132	104	114
130	110	110
132	116	102
131	102	105
128	108	122
135	105	104
130	108	105

① 1mmHg = 1.333 22×10^2Pa

【SPSS 操作】

（一）数据录入

打开 SPSS Statistics Data Editor 窗口，点击 Variable View，定义 2 个变量：bp（血压），group（1 为不处理，2 为 A 药，3 为 B 药），见图 1-5-1。点击 Data View，录入数据见图 1-5-2。

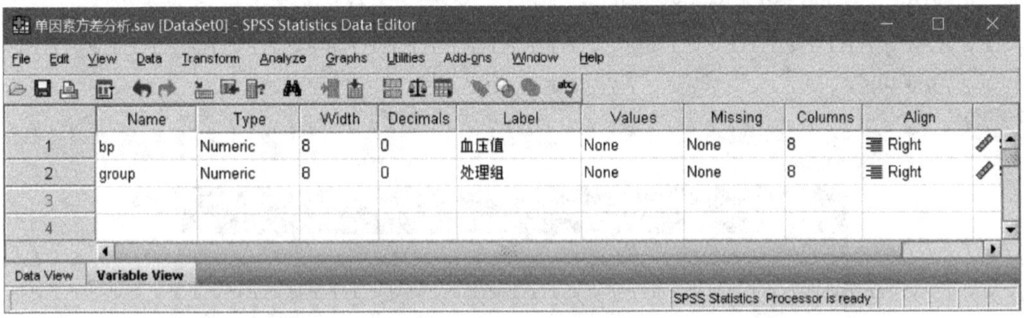

	Name	Type	Width	Decimals	Label	Values	Missing	Columns	Align
1	bp	Numeric	8	0	血压值	None	None	8	Right
2	group	Numeric	8	0	处理组	None	None	8	Right
3									
4									

图 1-5-1　Variable View 窗口中定义的变量 bp 和 group

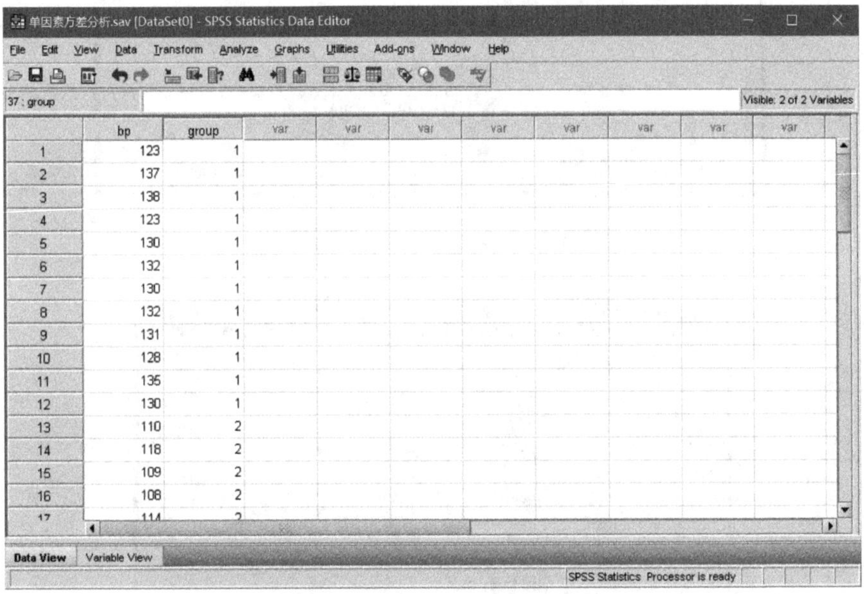

	bp	group	var	var	var	var	var	var	var	var
1	123	1								
2	137	1								
3	138	1								
4	123	1								
5	130	1								
6	132	1								
7	130	1								
8	132	1								
9	131	1								
10	128	1								
11	135	1								
12	130	1								
13	110	2								
14	118	2								
15	109	2								
16	108	2								
17	114	2								

图 1-5-2　Data View 窗口中录入数据

（二）分析

Analyze→Compare Means→One-Way ANOVA	☞打开单因素方差分析对话框（图 1-5-3）
Dependent List：bp	☞定义分析变量为 bp

Factor：group ☞定义分组变量为 group
Post Hoc ☞选择两两比较方法（图 1-5-4）
  ☑LSD ☑S-N-K ☞勾选 LSD 法和 SNK 法
  Continue ☞返回主对话框
Options ☞打开选项对话框（图 1-5-5）
  ☑Descriptive ☞选择进行统计描述
  ☑Homogeneity of variance test ☞选择方差齐性检验
  ☑Means plot ☞绘制均数图
  Continue ☞返回主对话框
OK ☞执行分析

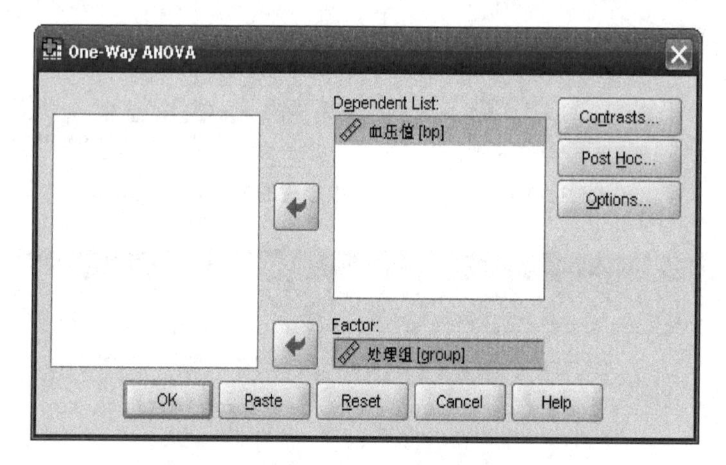

图 1-5-3 单因素方差分析对话框

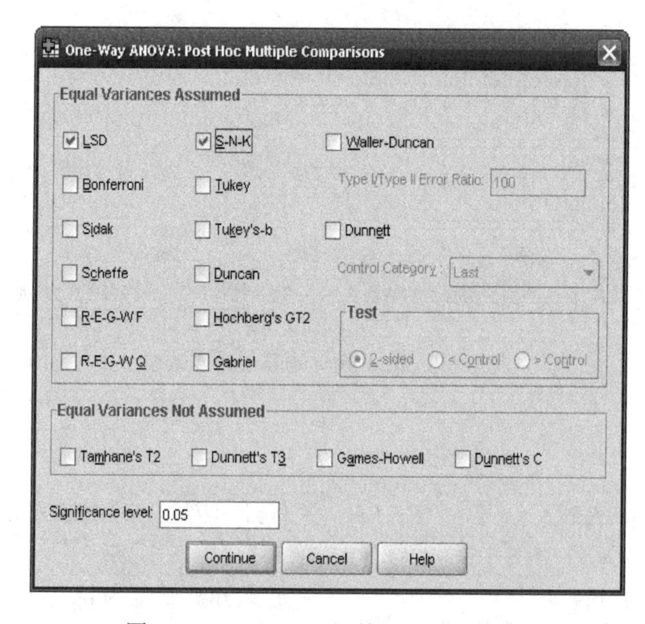

图 1-5-4 Post Hoc 对话框（两两比较）

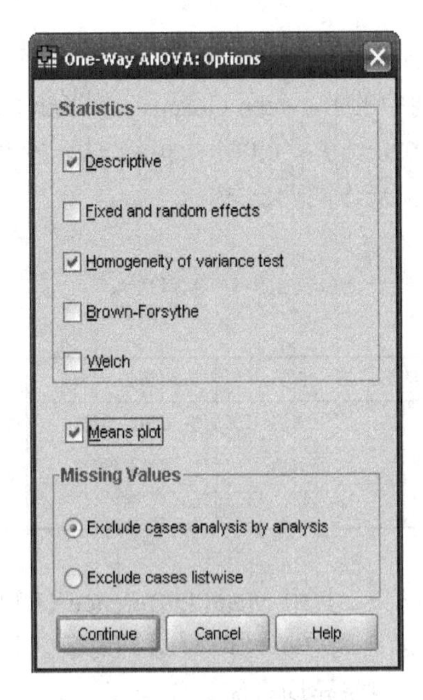

图 1-5-5　选项对话框

【输出结果】

表 1-5-2 中给出了三组数据的常用统计量，从左到右依次为样本量、均数、标准差、均数的标准误、总体均数的 95%置信区间的下限和上限、最小值和最大值。

表 1-5-2　Descriptives

血压值

	N	Mean	Std. Deviation	Std. Error	95% Confidence Interval for Mean		Minimum	Maximum
					Lower Bound	Upper Bound		
1	12	130.75	4.693	1.355	127.77	133.73	123	138
2	12	109.33	4.755	1.373	106.31	112.35	102	118
3	12	107.33	7.228	2.087	102.74	111.93	94	122
Total	36	115.81	12.083	2.014	111.72	119.89	94	138

表 1-5-3 为方差齐性检验结果，分别给出了 Levene 统计量，两个自由度 df1 和 df2 及概率 P 值。本例中 $P=0.284$，大于检验水平 0.10，尚不能认为三个总体方差不齐，即按总体方差相等处理。若 $P<0.10$ 则不宜直接作方差分析。

表 1-5-3　Test of Homogeneity of Variances

血压值

Levene Statistic	df1	df2	Sig.
1.308	2	33	.284

表 1-5-4 为方差分析结果：Sum of Squares（离均差平方和）、df（自由度）、Mean Square（均方）、F 值、P 值；第一列中的 Between Groups、Within Groups、Total 分别代表组间、组内和合计。本例中 $F=62.620$，$P<0.001$，拒绝 H_0，接受 H_1，可以认为三组间总体上差异有统计学意义，可进一步作两两比较。

表 1-5-4 ANOVA

血压值

	Sum of Squares	df	Mean Square	F	Sig.
Between Groups	4044.056	2	2022.028	62.620	.000
Within Groups	1065.583	33	32.290		
Total	5109.639	35			

表 1-5-5 为 LSD 法分析结果，其中 Mean Difference（I-J）为两对比组均数之差，Std. Error 为均数之差的标准误，之后为 P 值及两对比组均数之差的 95%置信区间。可见第 1 组与第 2 组，第 1 组与第 3 组间差异均有统计学意义，P 均小于 0.001。而第 2 组与第 3 组间差异无统计学意义（$P=0.395$）。即 B 药组和 A 药组大鼠血压均低于不服药组，但 B 药组和 A 药组差异无统计学意义。

LSD 法的特点是依次把三个组固定为对照组与其他两个组进行比较，并且给出相应的 P 值。

表 1-5-5 Multiple Comparisons

Dependent Variable：血压值

	（I）处理组	（J）处理组	Mean Difference（I-J）	Std. Error	Sig.	95% Confidence Interval	
						Lower Bound	Upper Bound
LSD	1	2	21.417*	2.320	.000	16.70	26.14
		3	23.417*	2.320	.000	18.70	28.14
	2	1	−21.417*	2.320	.000	−26.14	−16.70
		3	2.000	2.320	.395	−2.72	6.72
	3	1	−23.417*	2.320	.000	−28.14	−18.70
		2	−2.000	2.320	.395	−6.72	2.72

* The mean difference is significant at the 0.05 level

表 1-5-6 为 SNK 法比较结果，表中三个处理组按均数由小到大排列，且三组均数分处于两列（子集），其中第 2 组和第 3 组在同一列而第 1 组在另一列里。判断组间有无差异的原则可归纳为“同一列的对比组间无差异，不同列的对比组间有差异”。第 2 组与第 3 组在同一列，可认为它们之间的差异没有统计学意义；而第 1 组与第 2 组和第 3 组均不在同一列，则认为它与第 2 组、第 3 组均有差异。可见，本例中 SNK 法的结果与 LSD 法的结果相同。

与 LSD 法相比，SNK 法未给出所有组两两比较的 P 值，但以子集的形式把各组按比较结果归类，当比较组较多时，常选用 SNK 法。

表 1-5-6　SNK 法比较结果

	处理组	N	Subset for alpha = 0.05	
			1	2
Student-Newman-Keuls[a]	3	12	107.33	
	2	12	109.33	
	1	12		130.75
	Sig.		.395	1.000

a. Uses Harmonic Mean Sample Size = 12.000；Means for groups in homogeneous subsets are displayed

图 1-5-6 为均数图，可直观地看出各组均数间的对比关系。

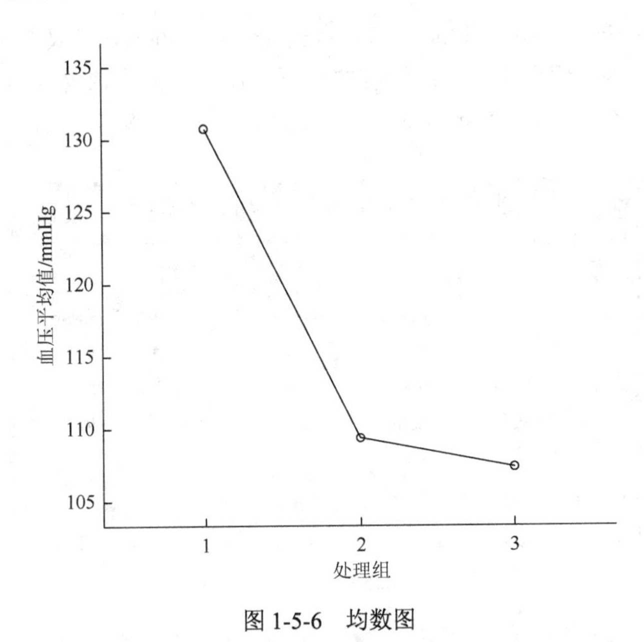

图 1-5-6　均数图

第二节　随机区组设计资料的方差分析

例 1-5-2　某研究者分别用水银血压计、腕式电子血压计、前臂式电子血压计对 10 名健康成年男子测量血压。表 1-5-7 给出其收缩压，试分析三种血压计测量结果有无差异。

表 1-5-7　三种血压计测量 10 名成年男子收缩压　（单位：mmHg）

编号	水银血压计	腕式电子血压计	前臂式电子血压计
1	111	135	123
2	106	130	113
3	137	139	128
4	134	138	133
5	143	152	146
6	122	133	128

续表

编号	水银血压计	腕式电子血压计	前臂式电子血压计
7	114	125	120
8	128	135	130
9	132	140	136
10	135	138	136

【SPSS 操作】

（一）数据录入

打开 SPSS Statistics Data Editor 窗口，点击 Variable View，定义 3 个变量：id（个体编号），group（1 为水银血压计，2 为腕式电子血压计，3 为前臂式电子血压计），SBP（收缩压），见图 1-5-7。点击 Data View，录入数据见图 1-5-8。

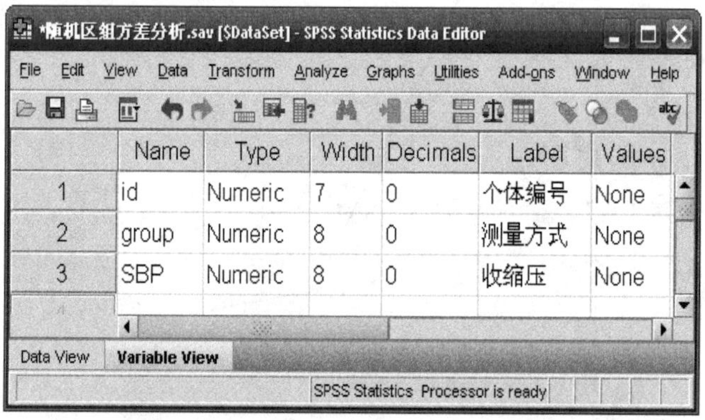

图 1-5-7 随机区组方差分析变量的定义

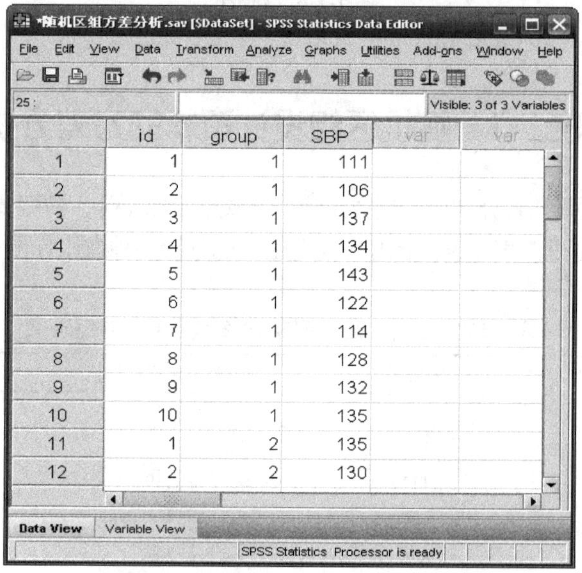

图 1-5-8 随机区组方差分析数据的录入

（二）分析

🖱 Analyze→General Linear Model→Univariate	☞打开方差分析对话框（图 1-5-9）
🖱 Dependent Variable：SBP	☞定义分析变量为 SBP
🖱 Fixed Factor（s）：group	☞将 group 选入固定效应因素框
🖱 Random Factor（s）：id	☞将 id 选入随机效应因素框
🖱 Model	☞打开方差分析模型定义对话框（图 1-5-10）
🖱 ⊙Custom	☞选择自定义模型
🖱 Build Term（s）Type：Main effects	☞设置分析主效应
🖱 Model：group，id	☞分析 group，id 两变量的主效应
🖱 Continue	☞返回主对话框
🖱 Post Hoc	☞打开两两比较对话框（图 1-5-11）
🖱 group　☑S-N-K	☞将 group 选入，并选择 SNK 法
🖱 Continue	☞返回主对话框
🖱 OK	☞执行分析

注：id（个体编号）为随机效应因素，应选入 Random Factor（s）框，若将其选入 Fixed Factor（s）框，结果将完全相同。

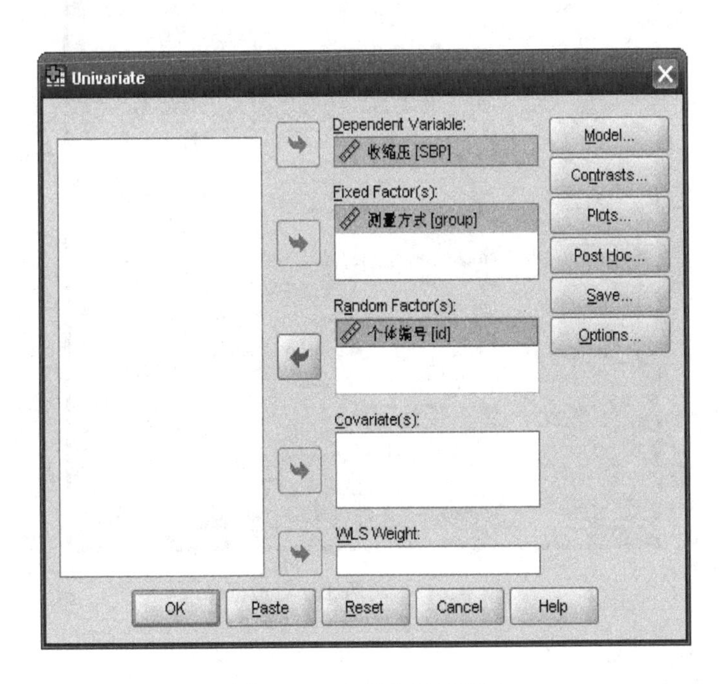

图 1-5-9　方差分析对话框

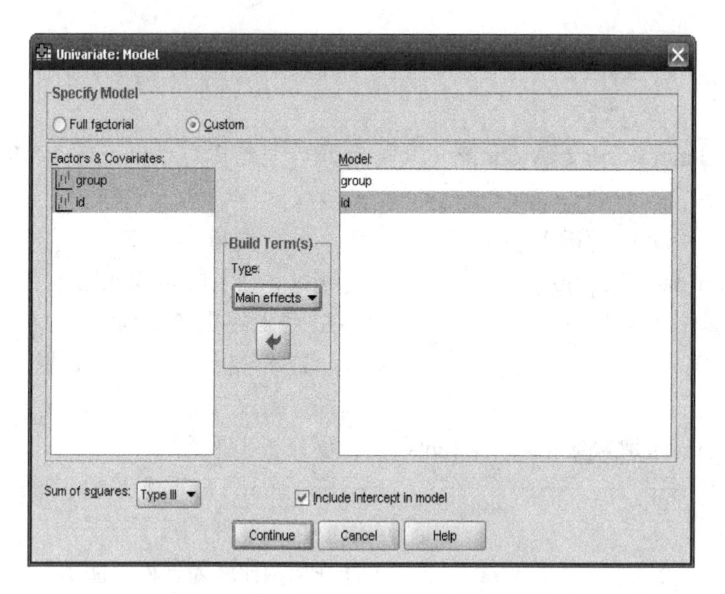

图 1-5-10　方差分析模型定义对话框

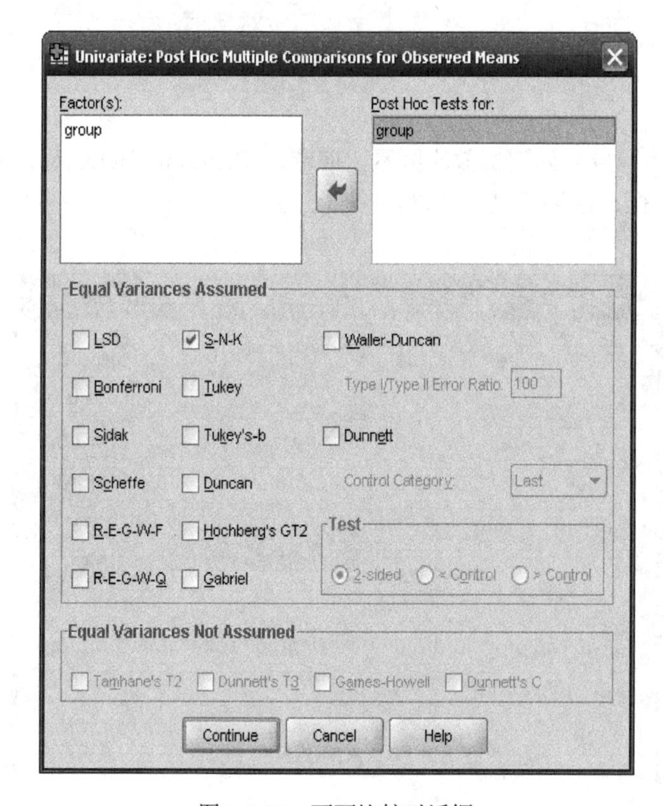

图 1-5-11　两两比较对话框

【输出结果】

表 1-5-8 是对定义的两个因素 group（测量方式）和 id（个体编号）基本信息的描述。

表 1-5-8　Between-Subjects Factors

		N
测量方式	1	10
	2	10
	3	10
个体编号	1	3
	2	3
	3	3
	4	3
	5	3
	6	3
	7	3
	8	3
	9	3
	10	3

表 1-5-9 是对 group（测量方式）、id（个体编号）的检验结果，*P* 值均小于 0.001，可认为不同血压计测得的收缩压差异有统计学意义，不同个体的收缩压差异有统计学意义。

表 1-5-9　Tests of Between-Subjects Effects

Dependent Variable：收缩压

Source		Type III Sum of Squares	df	Mean Square	F	Sig.
Intercept	Hypothesis	512 213.333	1	512 213.333	2 031.398	.000
	Error	2 269.333	9	252.148[a]		
group	Hypothesis	558.467	2	279.233	14.659	.000
	Error	342.867	18	19.048[b]		
id	Hypothesis	2 269.333	9	252.148	13.237	.000
	Error	342.867	18	19.048[b]		

a. MS（id）；b. MS（Error）

表 1-5-10 为各测量方式两两比较结果（SNK 法）。其中 1 组和 3 组处于同一列，即水银血压计组与前臂式电子血压计组差异无统计学意义；2 组单独一列，即腕式电子血压计组与水银血压计组和前臂式电子血压计组差异均有统计学意义。如需两两比较的 *P* 值，可在方法选择时勾选 LSD 法。

表 1-5-10　收缩压

Student-Newman-Keuls[a, b]

测量方式	N	Subset	
		1	2
1	10	126.20	
3	10	129.30	

续表

测量方式	N	Subset	
		1	2
2	10		136.50
Sig.		.130	1.000

a. Uses Harmonic Mean Sample Size = 10.000；b. Alpha = 0.05；Means for groups in homogeneous subsets are displayed；Based on observed means；The error term is Mean Square（Error）= 19.048

第三节　析因设计资料的方差分析

例 1-5-3　在中、西药结合治疗儿童缺铁性贫血的试验中，将 48 名病情接近的同龄男性患儿随机分为 4 组，分别采用不同的治疗方案进行治疗，疗程结束后测得血红蛋白增加量（g/dL），如表 1-5-11 所示。请问两种药各自疗效如何？联合用药效果如何？

表 1-5-11　两种药物治疗缺铁性贫血儿童血红蛋白增加量　（单位：g/dL）

不用药组	中药组	西药组	联合用药组
0.7	1.2	0.9	2.4
0.4	1.0	1.0	2.2
0.7	1.0	1.2	2.3
0.4	1.0	1.2	2.0
0.3	1.2	1.1	2.4
0.2	1.1	1.3	2.1
0.4	0.9	1.0	2.3
0.6	1.2	1.0	2.2
0.6	1.3	1.0	2.1
0.4	1.3	1.1	2.2
0.6	1.0	1.2	2.1
0.4	1.3	0.9	2.2

【SPSS 操作】

（一）数据录入

打开 SPSS Statistics Data Editor 窗口，点击 Variable View，定义 3 个变量：*a*（1 为用中药，0 为不用中药），*b*（1 为用西药，0 为不用西药），xh（血红蛋白增量），见图 1-5-12。点击 Data View，录入数据见图 1-5-13。

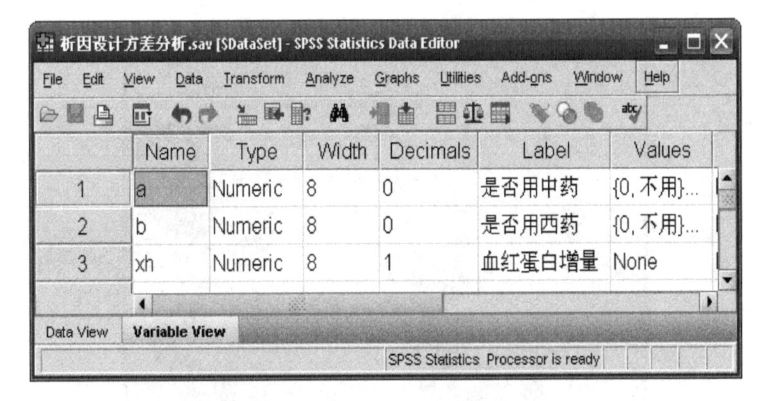

图 1-5-12　析因设计方差分析变量的定义

析因设计方差分析.sav [$DataSet] - SPSS Statistics Data Editor

File Edit View Data Transform Analyze Graphs Utilities Add-ons Window Help

16 :　　Visible: 3 of 3 Variables

	a	b	xh	var
1	0	0	0.7	
2	0	0	0.4	
3	0	0	0.7	
4	0	0	0.4	
5	0	0	0.3	
6	0	0	0.2	

Data View　Variable View

SPSS Statistics Processor is ready

图 1-5-13　析因设计方差分析数据的录入

（二）分析

Analyze→General Linear Model→Univariate	☞打开方差分析主对话框（图 1-5-14）
Dependent Variable：xh	☞定义分析变量为 xh
Fixed Factor（s）：*a*，*b*	☞将 *a*，*b* 选入固定效应因素框
Profile Plots	☞打开 Profile Plots 对话框（图 1-5-15）
Horizontal Axis：*a*	☞作两因素各水平下的效应图
Separate Lines：*b*	
Add	
Continue	☞返回主对话框
OK	☞执行分析

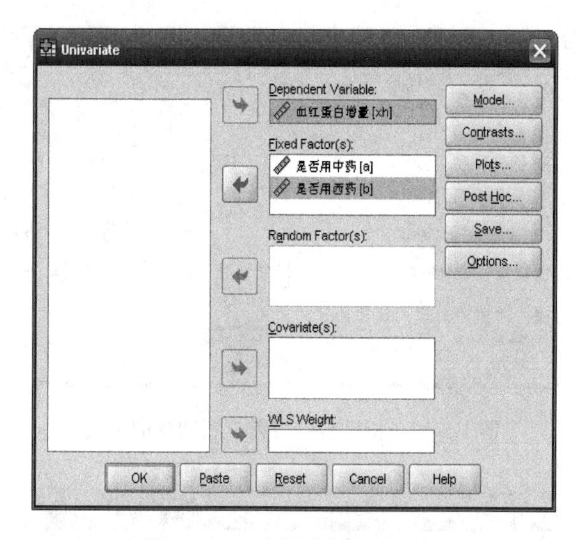

图 1-5-14　方差分析主对话框

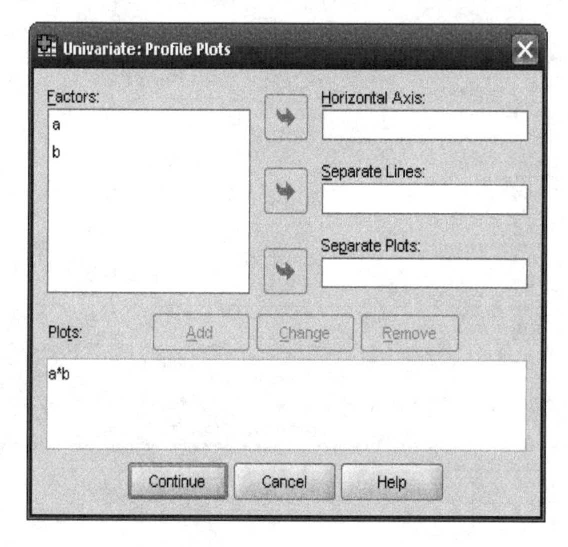

图 1-5-15　Profile Plots 对话框

【输出结果】

表 1-5-12 是对定义的两个因素 *a*（中药）与 *b*（西药）信息的描述。

表 1-5-12　Between-Subjects Factors

		Value Label	N
是否用中药	0	不用	24
	1	用	24
是否用西药	0	不用	24
	1	用	24

表 1-5-13 为组间效应检验结果，解释与前例大致相同。析因设计中，需要先查看交互效应是否有统计学意义。若交互效应无统计学意义，需回到 Model 对话框，通过自定义模型，设置 a、b 为主效应（图 1-5-15），即去除模型中的交互项 $a*b$，重新进行分析。本例 $a*b$ 部分 $F=35.996$，$P<0.001$，可认为两种药物的交互效应有统计学意义，即中药和西药共用产生的效果不等于两药单独使用效果之和，额外产生了一个或正或负的作用。此时，它们各自的主效应有无统计学意义已经没有实用价值，需要固定两因素中的一个在某一水平上，再分析另一个因素的效应。具体来说，有以下几种情况。

1. 固定 a 因素，分析 b 因素的效应

1）当 $a=0$（不用中药）时，$b=1$（西药组）与 $b=0$（不用药组）进行比较，即不用中药时，西药有无作用。

2）当 $a=1$（用中药）时，$b=1$（联合用药组）与 $b=0$（中药组）进行比较，即用中药时，西药有无作用。

2. 固定 b 因素，分析 a 因素效应

1）当 $b=0$（不用西药）时，$a=1$（中药组）与 $a=0$（不用药组）进行比较，即不用西药时，中药有无作用。

2）当 $b=1$（用西药）时，$a=1$（联合用药组）与 $a=0$（西药组）进行比较，即用西药时，中药有无作用。

表 1-5-13　Tests of Between-Subjects Effects

Dependent Variable：血红蛋白增量

Source	Type III Sum of Squares	df	Mean Square	F	Sig.
Corrected Model	18.743[a]	3	6.248	320.883	.000
Intercept	71.541	1	71.541	3674.471	.000
a	9.541	1	9.541	490.035	.000
b	8.501	1	8.501	436.619	.000
a*b	.701	1	.701	35.996	.000
Error	.857	44	.019		
Total	91.140	48			
Corrected Total	19.599	47			

a. R Squared = .956（Adjusted R Squared = .953）

在图 1-5-16 中，通过各点间垂直距离可大致看出以上 4 种组合效应的大小。如需进行分析，可结合前面提到的数据管理菜单（Data）下面的 Select Cases 或 Split File 功能对其中某一因素进行固定，之后使用成组设计 t 检验或完全随机设计方差分析对另一因素进行分析即可。

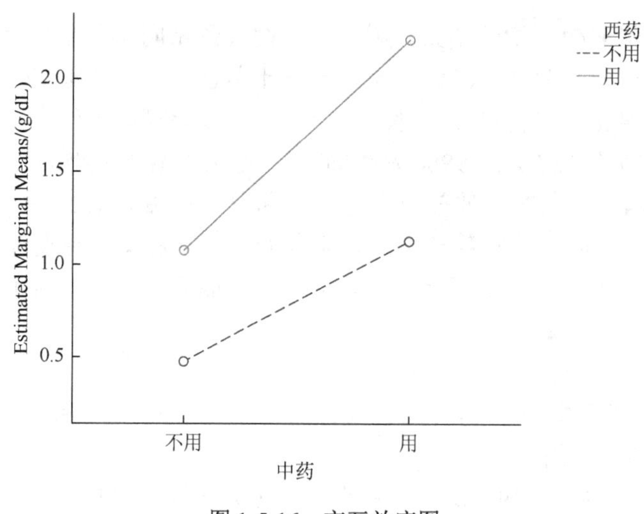

图 1-5-16 交互效应图

第四节 交叉设计资料的方差分析

例 1-5-4 为比较国产（A）和进口（B）二巯丁二酸胶囊的人体生物学效应，采用反相高效液相色谱法检测血液中的药物浓度，选择 18 名男性健康志愿者为研究对象，年龄（22±1.5）岁，体重（65±5）kg，不吸烟，不酗酒，无心脏、肝、肾等病史（试验前均签署知情同意书，试验方案经伦理委员会批准通过），采取二阶段交叉设计，试验数据见表 1-5-14，试对此资料进行分析（黄品贤，2009）。

表 1-5-14 两种药物的人体生物学效应研究结果 （单位：mmol/L）

个体编号	阶段 1		阶段 2	
	类型	结果	类型	结果
1	A	6.91	B	6.51
2	B	8.25	A	7.89
3	B	7.34	A	7.52
4	A	7.16	B	7.33
5	A	6.95	B	7.84
6	B	8.73	A	7.98
7	B	8.36	A	8.12
8	A	7.79	B	7.34
9	A	7.76	B	7.62
10	B	7.51	A	7.23
11	A	6.92	B	7.25
12	B	7.59	A	7.14
13	B	7.73	A	7.26
14	A	6.84	B	6.93

续表

个体编号	阶段 1		阶段 2	
	类型	结果	类型	结果
15	A	7.38	B	7.75
16	B	8.02	A	8.36
17	B	7.17	A	7.20
18	A	7.35	B	7.27

【SPSS 操作】

（一）数据录入

打开 SPSS Statistics Data Editor 窗口，点击 Variable View，定义 4 个变量：subject（个体编号），stage（1 为第一阶段，2 为第二阶段），treat（1 为 A，2 为 B），value（血药浓度），见图 1-5-17。点击 Data View，录入数据见图 1-5-18。

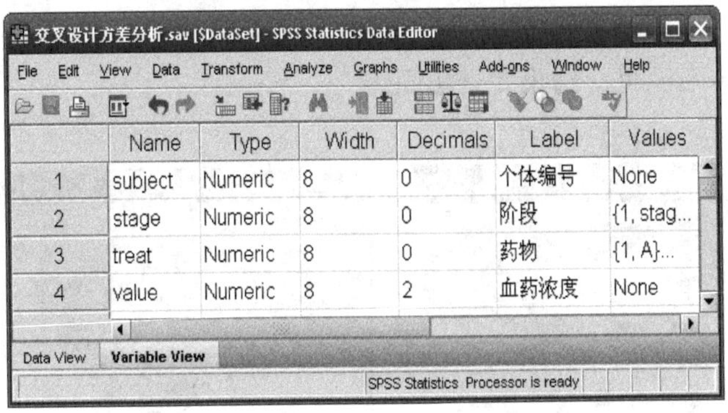

图 1-5-17　交叉设计方差分析变量的定义

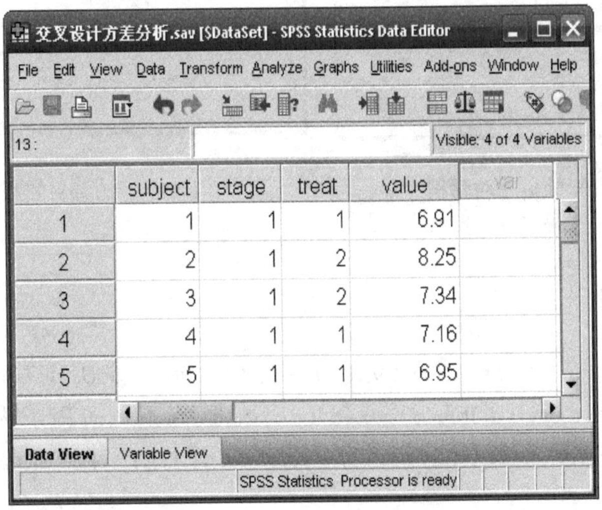

图 1-5-18　交叉设计方差分析数据的录入

（二）分析

🖱 Analyze→General Linear Model→Univariate	☞打开方差分析主对话框（图 1-5-19）
🖱 Dependent Variable：value	☞定义分析变量为 value
🖱 Fixed Factor（s）：stage，treat	☞将 stage，treat 选入固定效应框
🖱 Random Factor（s）：subject	☞将 subject 选入随机效应框
🖱 Model	☞打开方差分析模型定义对话框（图 1-5-20）
🖱 ⊙Custom	☞选择自定义模型
🖱 Build Term（s）Type：Main effects	☞设置分析主效应
🖱 Model：stage，treat，subject	☞分析 stage，treat，subject 变量的主效应
🖱 Continue	☞返回主对话框
🖱 OK	☞执行分析

注：subject（个体编号）为随机效应因素，应选入 Random Factor（s）框，若将其选入 Fixed Factor（s）框，结果完全相同。

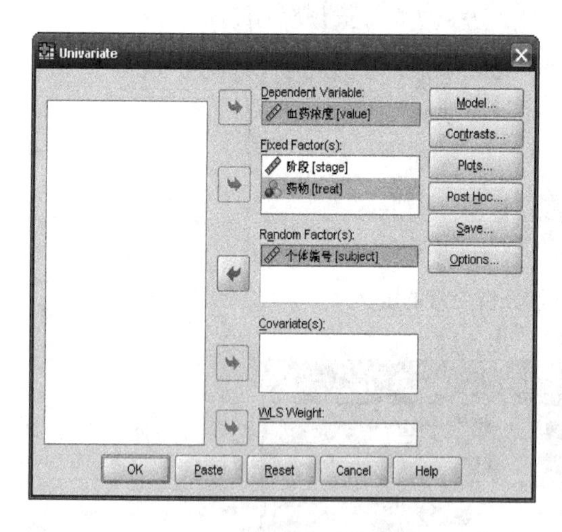

图 1-5-19　方差分析主对话框

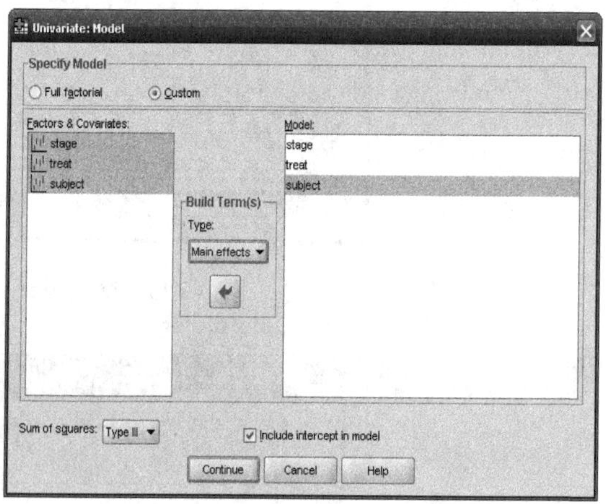

图 1-5-20　方差分析模型定义对话框

【输出结果】

由表 1-5-15 可见：treat，$F=2.921$，$P=0.107$，尚不能认为不同药物对人体生物效应有影响；stage，$F=0.563$，$P=0.464$，不能认为不同阶段对人体生物效应有影响；subject，$F=5.681$，$P<0.001$，可以认为不同患者的人体生物效应差异有统计学意义。

表 1-5-15　Tests of Between-Subjects Effects

Dependent Variable：血药浓度

Source		Type III Sum of Squares	df	Mean Square	F	Sig.
Intercept	Hypothesis	2029.503	1	2029.503	4860.878	.000
	Error	7.098	17	.418[a]		
stage	Hypothesis	.041	1	.041	.563	.464
	Error	1.176	16	.073[b]		
treat	Hypothesis	.215	1	.215	2.921	.107
	Error	1.176	16	.073[b]		
subject	Hypothesis	7.098	17	.418	5.681	.001
	Error	1.176	16	.073[b]		

a. MS（subject）；b. MS（Error）

第五节　重复测量资料的方差分析

例 1-5-5　为研究中药 A 和中药 B 对实验性糖尿病大鼠的治疗作用，采用链脲佐菌素（STZ）制作糖尿病大鼠模型，从造模成功的大鼠中选取 30 只随机等分为三组，其中两组分别给予中药 A 和中药 B 治疗，另一组作为模型对照组不给药，分别于治疗前、治疗后 0.5h、治疗后 1h、治疗后 2h 测定三组大鼠的血糖，结果见表 1-5-16。试对此资料进行分析（黄品贤，2009）。

表 1-5-16　各组别不同时间血糖的比较　（单位：mmol/L）

组别	个体编号	0h	0.5h	1h	2h
模型对照组	1	19.5	27.3	32.7	27.2
	2	18.6	26.5	32.4	26.7
	3	19.1	27.1	31.5	26.1
	4	18.4	28.0	32.2	29.8
	5	16.9	28.9	31.5	25.7
	6	18.2	30.5	34.1	29.6
	7	17.6	26.4	31.8	27.7
	8	18.5	23.8	32.5	26.4
	9	20.3	27.4	31.2	27.8
	10	15.8	26.7	30.8	26.1
中药 A 组	11	17.6	21.6	22.5	24.6
	12	16.9	18.3	24.1	25.2
	13	16.3	22.4	23.4	23.6
	14	18.2	22.3	23.7	24.1

续表

组别	个体编号	0h	0.5h	1h	2h
中药 A 组	15	17.7	19.5	20.6	22.9
	16	17.9	18.7	20.9	24.8
	17	17.5	21.7	23.6	24.4
	18	15.3	20.5	22.8	23.5
	19	14.9	20.1	23.4	25.3
	20	17.1	21.8	22.5	24.4
中药 B 组	21	14.9	18.1	24.8	26.1
	22	17.2	19.4	24.4	25.2
	23	15.3	18.1	25.7	25.7
	24	16.3	17.9	22.5	25.3
	25	15.1	17.6	23.7	26.2
	26	14.2	19.2	23.5	25.5
	27	13.5	18.8	23.4	25.8
	28	15.0	19.2	25.1	27.8
	29	14.2	16.8	22.9	24.7
	30	15.1	18.4	20.3	24.4

【SPSS 操作】

（一）数据录入

打开 SPSS Statistics Data Editor 窗口，点击 Variable View，定义 6 个变量：id（个体编号），group（1 为模型组，2 为中药 A 组，3 为中药 B 组），time1～time4（4 个时间点的血糖值），见图 1-5-21。点击 Data View，录入数据见图 1-5-22。

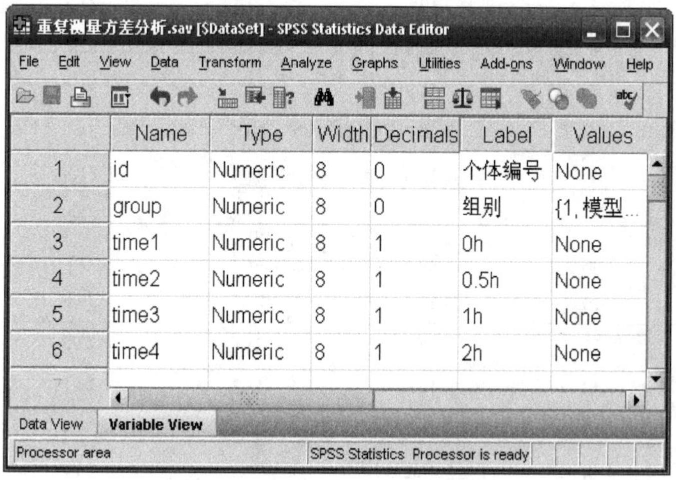

重复测量方差分析.sav [$DataSet] - SPSS Statistics Data Editor

File Edit View Data Transform Analyze Graphs Utilities Add-ons Window Help

	Name	Type	Width	Decimals	Label	Values
1	id	Numeric	8	0	个体编号	None
2	group	Numeric	8	0	组别	{1, 模型...
3	time1	Numeric	8	1	0h	None
4	time2	Numeric	8	1	0.5h	None
5	time3	Numeric	8	1	1h	None
6	time4	Numeric	8	1	2h	None

Data View | Variable View

Processor area | SPSS Statistics Processor is ready

图 1-5-21 重复测量方差分析变量的定义

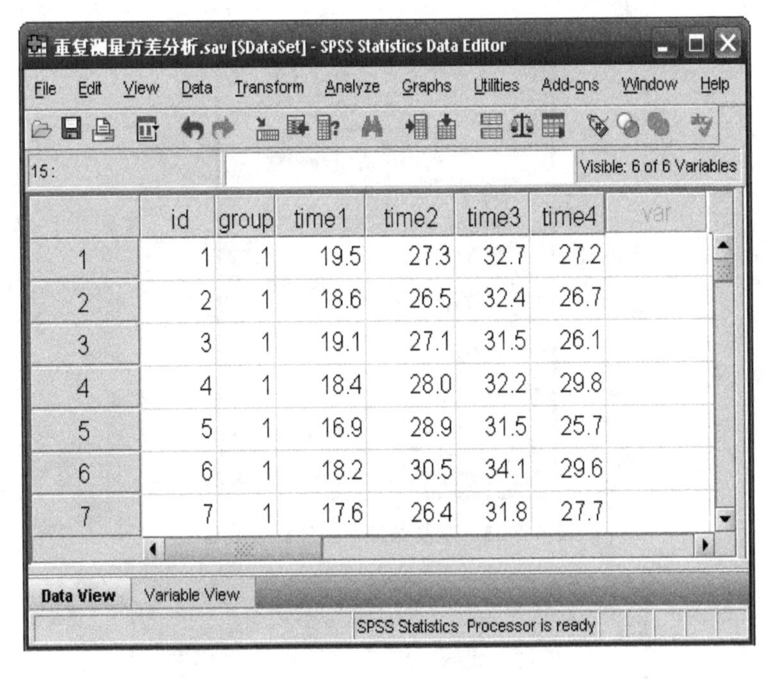

	id	group	time1	time2	time3	time4	var
1	1	1	19.5	27.3	32.7	27.2	
2	2	1	18.6	26.5	32.4	26.7	
3	3	1	19.1	27.1	31.5	26.1	
4	4	1	18.4	28.0	32.2	29.8	
5	5	1	16.9	28.9	31.5	25.7	
6	6	1	18.2	30.5	34.1	29.6	
7	7	1	17.6	26.4	31.8	27.7	

图 1-5-22　重复测量方差分析数据的录入

（二）分析

Analyze→General Linear Model→Repeated Measures Define Factor（s）	☞打开重复测量方差分析对话框（图 1-5-23）
Within-Subject Factor Name：time	☞设置组内变量的名称
Number of Levels：4	☞填入重复测量次数
Add	☞添加，完成设置
Repeated Measures	☞打开重复测量方差分析主对话框(图 1-5-24)
Within-Subjects Variables（time）：time1，time2，time3，time4	☞将 time1～time4 选入组内变量框
Between-Subjects Factor（s）：group	☞将 group 选入组间变量框
Options	☞打开 Options 对话框（图 1-5-25）
Display Means for：group，time，group*time	☞将 group，time，group*time 分别选入右上角框内
☑ Compare main effects	☞对主效应进行两两比较
☑ Descriptive statistics	☞选择进行统计描述
☑ Homogeneity tests	☞选择方差齐性检验
Continue	☞返回主对话框
OK	☞执行分析

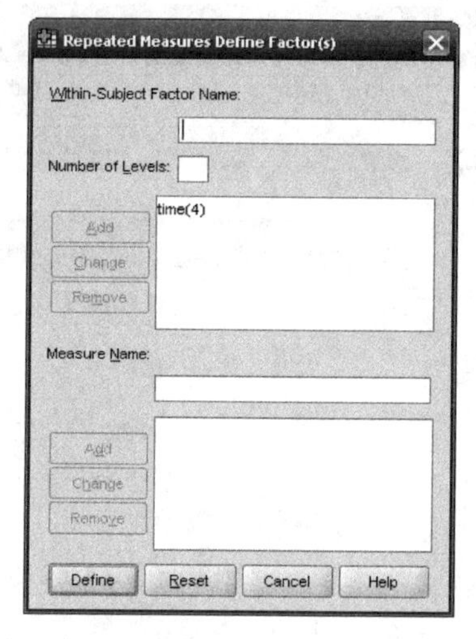

图 1-5-23　重复测量方差分析对话框

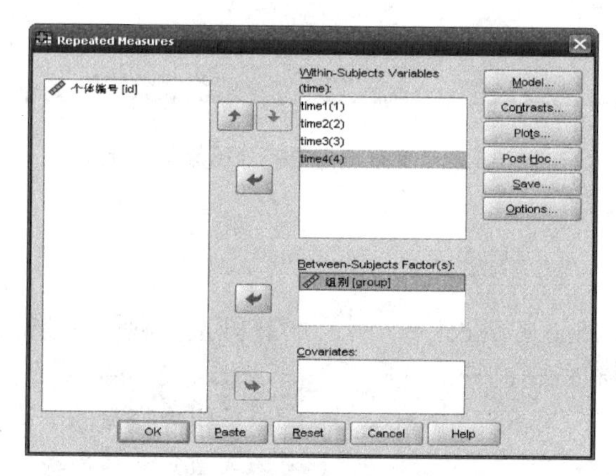

图 1-5-24　重复测量方差分析主对话框

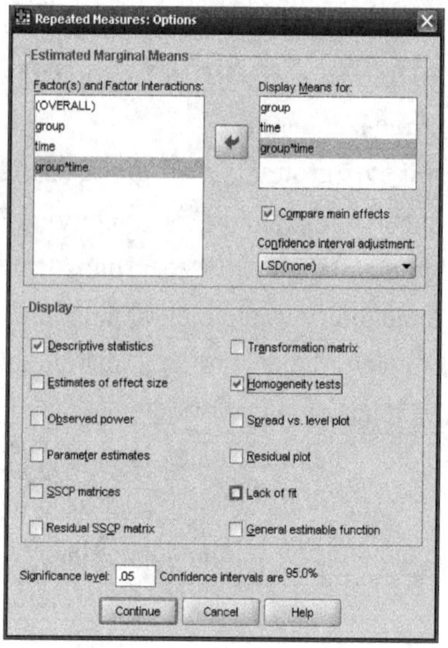

图 1-5-25　Options 对话框

【输出结果】

表 1-5-17 为描述性统计量，分别给出了 4 个时间点上各组的均数、标准差和样本量。

表 1-5-17　Descriptive Statistics

	组别	Mean	Std. Deviation	N
0h	模型组	18.290	1.2879	10
	中药 A 组	16.940	1.1118	10
	中药 B 组	15.080	1.0602	10
	Total	16.770	1.7432	30
0.5h	模型组	27.260	1.7443	10
	中药 A 组	20.690	1.4933	10
	中药 B 组	18.350	.8196	10
	Total	22.100	4.0695	30
1h	模型组	32.070	.9381	10
	中药 A 组	22.750	1.1769	10
	中药 B 组	23.630	1.5413	10
	Total	26.150	4.4386	30
2h	模型组	27.310	1.4364	10
	中药 A 组	24.280	.7671	10
	中药 B 组	25.670	.9405	10
	Total	25.753	1.6383	30

表 1-5-18 为 4 种不同方法得到的多元方差分析结果，通常以 Pillai's Trace 结果为准。可见，不同时间的测量结果差异有统计学意义（$F=359.294$，$P<0.001$）；不同组在不同时间上的变化趋势差异有统计学意义（$F=25.688$，$P<0.001$）。

表 1-5-18　Multivariate Tests[c]

Effect		Value	F	Hypothesis df	Error df	Sig.
time	Pillai's Trace	.977	359.294[a]	3.000	25.000	.000
	Wilks' Lambda	.023	359.294[a]	3.000	25.000	.000
	Hotelling's Trace	43.115	359.294[a]	3.000	25.000	.000
	Roy's Largest Root	43.115	359.294[a]	3.000	25.000	.000
time * group	Pillai's Trace	1.495	25.688	6.000	52.000	.000
	Wilks' Lambda	.039	34.096[a]	6.000	50.000	.000
	Hotelling's Trace	11.079	44.318	6.000	48.000	.000
	Roy's Largest Root	9.644	83.580[b]	3.000	26.000	.000

a. Exact statistic；b. The statistic is an upper bound on F that yields a lower bound on the significance level；c. Design：Intercept + group；Within Subjects Design：time

表 1-5-19 为误差方差齐性检验结果，可认为不同时间点各组总体方差相等（P >0.10）。表 1-5-20 为球形检验结果，Mauchly's W = 0.793，P = 0.311，说明 4 次重复测量的数据满足直接进行一元方差分析的 Huynh-Feldt 条件，在下面的分析中可以不进行校正。如果这里的 P ≤0.05，即球面分布假设不成立，此时应以前面多元分析的结果为准，以表 1-5-21 中三种不同方法（Greenhouse-Geisser、Huynh-Feldt、Lower-bound）的结果作参考。

表 1-5-19 Levene's Test of Equality of Error Variances[a]

	F	df1	df2	Sig.
0h	.219	2	27	.804
0.5h	1.501	2	27	.241
1h	.663	2	27	.524
2h	2.073	2	27	.145

Tests the null hypothesis that the error variance of the dependent variable is equal across groups；a. Design：Intercept + group；Within Subjects Design：time

表 1-5-20 Mauchly's Test of Sphericity[b]

Measure：MEASURE_1

Within Subjects Effect	Mauchly's W	Approx. Chi-Square	df	Sig.	Epsilon[a]		
					Greenhouse-Geisser	Huynh-Feldt	Lower-bound
time	.793	5.959	5	.311	.891	1.000	.333

Tests the null hypothesis that the error covariance matrix of the orthonormalized transformed dependent variables is proportional to an identity matrix；a. May be used to adjust the degrees of freedom for the averaged tests of significance. Corrected tests are displayed in the Tests of Within-Subjects Effects table；b. Design：Intercept + group；Within Subjects Design：time

表 1-5-21 为一元方差分析中对组内效应（time，group*time）的检验，共 4 行结果，第 1 行为球面假设成立时的结果，第 2～4 行为三种校正方法的结果。本例应看第 1 行，可见，不同时间的测量结果差异有统计学意义（F = 463.390，P < 0.001）；不同组在不同时间上的变化趋势差异有统计学意义（F = 40.568，P < 0.001），与多元方差分析的结果相同。

表 1-5-21 Tests of Within-Subjects Effects

Measure：MEASURE_1

Source		Type III Sum of Squares	df	Mean Square	F	Sig.
time	Sphericity Assumed	1702.502	3	567.501	463.390	.000
	Greenhouse-Geisser	1702.502	2.674	636.691	463.390	.000
	Huynh-Feldt	1702.502	3.000	567.501	463.390	.000
	Lower-bound	1702.502	1.000	1702.502	463.390	.000
time * group	Sphericity Assumed	298.095	6	49.682	40.568	.000
	Greenhouse-Geisser	298.095	5.348	55.740	40.568	.000
	Huynh-Feldt	298.095	6.000	49.682	40.568	.000
	Lower-bound	298.095	2.000	149.047	40.568	.000

续表

Source		Type Ⅲ Sum of Squares	df	Mean Square	F	Sig.
Error（time）	Sphericity Assumed	99.198	81	1.225		
	Greenhouse-Geisser	99.198	72.198	1.374		
	Huynh-Feldt	99.198	81.000	1.225		
	Lower-bound	99.198	27.000	3.674		

表 1-5-22 为对组间效应的分析，即不同组间测量结果差异有统计学意义（$F=159.357$，$P<0.001$）。

表 1-5-22　Tests of Between-Subjects Effects

Measure：MEASURE_1
Transformed Variable：Average

Source	Type Ⅲ Sum of Squares	df	Mean Square	F	Sig.
Intercept	61 798.485	1	61 798.485	26 046.207	.000
group	756.198	2	378.099	159.357	.000
Error	64.062	27	2.373		

表 1-5-23 为不同组间的两两比较结果。

表 1-5-23　Pairwise Comparisons

Measure：MEASURE_1

（I）组别	（J）组别	Mean Difference（I-J）	Std. Error	Sig.[a]	95% Confidence Interval for Difference[a]	
					Lower Bound	Upper Bound
模型组	中药 A 组	5.068*	.344	.000	4.361	5.774
	中药 B 组	5.550*	.344	.000	4.843	6.257
中药 A 组	模型组	–5.068*	.344	.000	–5.774	–4.361
	中药 B 组	.483	.344	.173	–.224	1.189
中药 B 组	模型组	–5.550*	.344	.000	–6.257	–4.843
	中药 A 组	–.483	.344	.173	–1.189	.224

* The mean difference is significant at the .05 level；a. Adjustment for multiple comparisons：Least Significant Difference（equivalent to no adjustments）；Based on estimated marginal means

表 1-5-24 为不同时间点间的两两比较结果。

表 1-5-24　Pairwise Comparisons

Measure：MEASURE_1

（I）time	（J）time	Mean Difference（I-J）	Std. Error	Sig.[a]	95% Confidence Interval for Difference[a]	
					Lower Bound	Upper Bound
1	2	–5.330*	.328	.000	–6.003	–4.657
	3	–9.380*	.309	.000	–10.014	–8.746
	4	–8.983*	.278	.000	–9.553	–8.413

续表

(I) time	(J) time	Mean Difference(I-J)	Std. Error	Sig.[a]	95% Confidence Interval for Difference[a]	
					Lower Bound	Upper Bound
2	1	5.330*	.328	.000	4.657	6.003
	3	-4.050*	.292	.000	-4.650	-3.450
	4	-3.653*	.283	.000	-4.234	-3.072
3	1	9.380*	.309	.000	8.746	10.014
	2	4.050*	.292	.000	3.450	4.650
	4	.397	.210	.070	-.035	.828
4	1	8.983*	.278	.000	8.413	9.553
	2	3.653*	.283	.000	3.072	4.234
	3	-.397	.210	.070	-.828	.035

* The mean difference is significant at the .05 level; a. Adjustment for multiple comparisons: Least Significant Difference (equivalent to no adjustments); Based on estimated marginal means

（杨 超 杨 书）

第六章　秩 和 检 验

提要

1. 配对设计的秩和检验（2 Related Samples）
2. 成组设计两样本比较的秩和检验（2 Independent Samples）
3. 成组设计多样本比较的秩和检验（*K* Independent Samples）
4. 随机区组设计的秩和检验（*K* Related Samples）

第一节　配对设计的秩和检验

例 1-6-1　某研究分别用电极法及分光光度法测定 10 例氟斑牙患者的尿氟含量（mg/L），测定结果见表 1-6-1。问两种方法的测定结果有无差别？

表 1-6-1　两种方法测定尿氟含量检测结果　　（单位：mg/L）

编号	1	2	3	4	5	6	7	8	9	10
电极法	10.5	21.6	14.9	30.2	8.4	7.7	16.4	19.5	69.4	18.7
分光光度法	8.8	18.8	13.5	27.6	9.1	7.0	14.7	17.2	75.5	16.3

【SPSS 操作】

（一）数据录入

打开 SPSS Statistics Data Editor 窗口，定义 2 个变量，x1（电极法），x2（分光光度法），录入数据见图 1-6-1。

（二）分析

Analyze→Nonparametric Tests→Two-Related-Samples Tests	☞打开非参数检验配对设计数据分析对话框（图 1-6-2）
Test Pairs：选入 x_1、x_2 变量	☞定义配对变量为 x_1 与 x_2

🖱 Test Type：☑ Wilcoxon	☞勾选 Wilcoxon 检验（已默认选择）
🖱 OK	☞执行分析

1-6-1.sav [DataSet1] - SPSS Statistics Data Editor

File Edit View Data Transform Analyze Graphs Utilities Add-ons Window Help

1 : x1 10.5 Visible: 2 of 2 Variables

	x1	x2	var	var	var	var
1	10.5	8.8				
2	21.6	18.8				
3	14.9	13.5				
4	30.2	27.6				
5	8.4	9.1				
6	7.7	7.0				
7	16.4	14.7				
8	19.5	17.2				
9	69.4	75.5				
10	18.7	16.3				
11						

Data View Variable View

SPSS Statistics Processor is ready

图 1-6-1 配对设计数据的录入

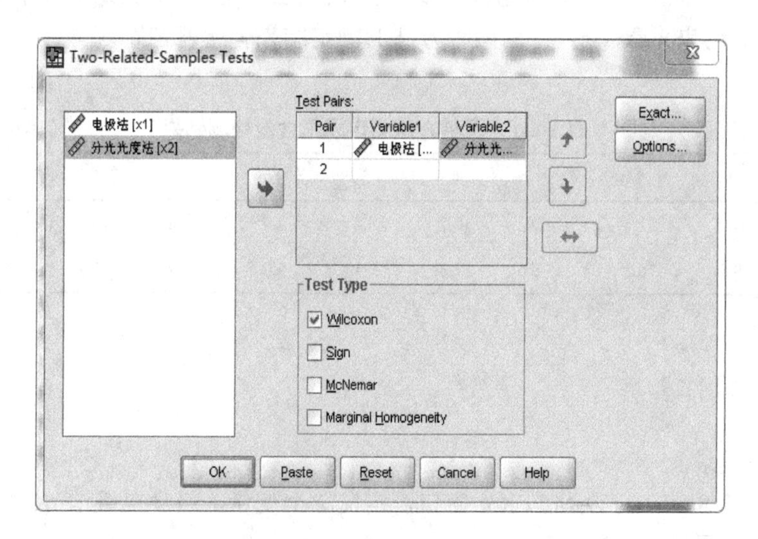

图 1-6-2 非参数检验配对设计数据分析对话框

【输出结果】

表 1-6-2 列出了正、负秩次的 N（例数）、Mean Rank（平均秩次）、Sum of Ranks（秩和）。

表 1-6-2 Ranks

		N	Mean Rank	Sum of Ranks
分光光度法-电极法	Negative Ranks	8[a]	5.44	43.50
	Positive Ranks	2[b]	5.75	11.50
	Ties	0[c]		
	Total	10		

a. 分光光度法<电极法；b. 分光光度法>电极法；c. 分光光度法 = 电极法

表 1-6-3 是 Wilcoxon 符号秩和检验的结果，$Z=-1.633$，P=0.102，可认为两种方法测定的尿氟含量无统计学差异。

表 1-6-3 Test Statistics[b]

	分光光度法-电极法
Z	−1.633[a]
Asymp. Sig.（2-tailed）	.102

a. Based on positive ranks；b. Wilcoxon Signed Ranks Test

注意，本例两种方法测定结果的差值（d）作正态性检验，得 $P<0.05$，认为差值（d）不服从正态分布，因此本例采用配对设计秩和检验，否则宜选用配对设计 t 检验。

第二节 成组设计两样本比较的秩和检验

例 1-6-2 某医院外科将 24 例胃癌患者随机分为两组，每组 12 例，分别用甲、乙两种手术方法对其进行治疗，观察每例患者术后生存时间，结果见表 1-6-4。问两种手术方法治疗胃癌患者术后生存时间有无差别？

表 1-6-4 两种方法治疗胃癌患者的术后生存时间 （单位：月）

甲法	乙法	甲法	乙法
12	5	44	12
13	8	45	15
27	8	55	29
29	10	56	30
38	12	56	48
42	12	>60	55

【SPSS 操作】

（一）数据录入

打开 SPSS Statistics Data Editor 窗口，定义 2 个变量：group（1 为甲法，2 为乙法），x（生存时间），录入数据见图 1-6-3。

1-6-2.sav [DataSet2] - SPSS Statistics Data Editor

File Edit View Data Transform Analyze Graphs Utilities Add-ons Window Help

1 : group 1.0 Visible: 2 of 2 Variables

	group	x	var	var	var
1	1	12			
2	1	13			
3	1	27			
4	1	29			
5	1	38			
6	1	42			
7	1	44			
8	1	45			
9	1	55			

Data View Variable View

SPSS Statistics Processor is ready

图 1-6-3 成组设计数据的录入

（二）分析

⁴ Analyze→Nonparametric Tests→Two-Independent-Samples Tests	☞打开非参数检验两独立样本比较对话框（图 1-6-4）
⁴ Test Variable List：选入 x 变量	☞定义分析变量为 x
⁴ Grouping Variable：选入 group 变量	☞定义分组变量为 group
⁴ Define Groups	☞打开组别定义对话框（图 1-6-5）
⁴ Group 1：输入 1	☞第一组录入 1
⁴ Group 2：输入 2	☞第二组录入 2
⁴ Continue	☞返回主对话框
⁴ Test Type：☑ Mann-Whitney U	☞勾选 Mann-Whitney U 检验（已默认选择）
⁴ OK	☞执行分析

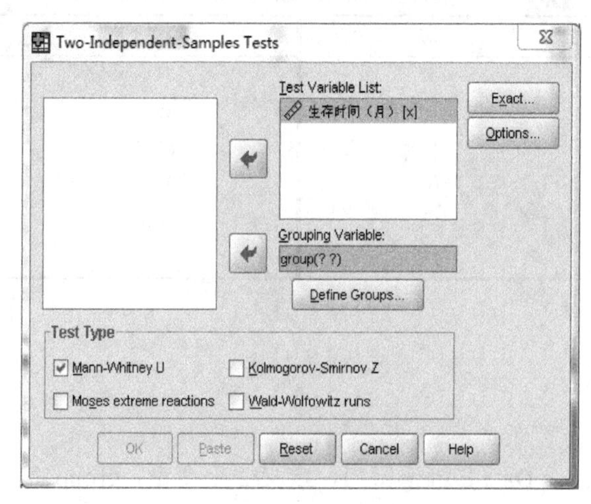

图 1-6-4 非参数检验两独立样本比较对话框

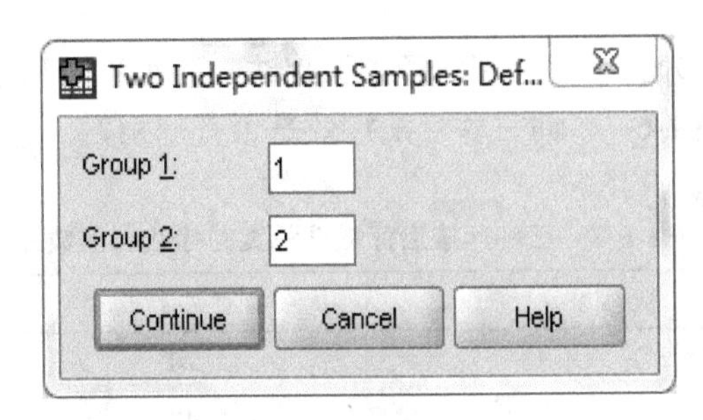

图 1-6-5　组别定义对话框

【输出结果】

表 1-6-5 是对两组数据编秩情况的基本描述，包括 *N*（样本含量）、Mean Rank（平均秩次）、Sum of Ranks（秩和）。

表 1-6-5　Ranks

	组别	N	Mean Rank	Sum of Ranks
生存时间/月	甲法	12	16.21	194.50
	乙法	12	8.79	105.50
	Total	24		

表 1-6-6 为秩和检验的分析结果，分别给出了 Mann-Whitney U 检验值、Wilcoxon W 检验值和 *Z* 值，以及近似双侧 *P* 值——Asymp. Sig.（2-tailed）、确切概率值——Exact Sig.［2*（1-tailed Sig.)］。此处主要读取 *Z* 值和近似 *P* 值，本例 $Z=-2.577$，$P=0.010$，可以认为两种手术方法治疗胃癌患者的术后生存时间有统计学差异，且甲法生存时间较长，甲法平均秩次（16.21）大于乙法（8.79）。

1-6-6　Test Statistics[b]

	生存时间/月
Mann-Whitney U	27.500
Wilcoxon W	105.500
Z	−2.577
Asymp. Sig.（2-tailed）	.010
Exact Sig.［2*（1-tailed Sig.）］	.008[a]

a. Not corrected for ties；b. Grouping Variable：group

第三节　成组设计多样本比较的秩和检验

例 1-6-3　某医生欲比较中医疗法、西医疗法与中西医结合疗法治疗慢性肾炎的临床疗效，将患者随机分为三组，分别给予中医疗法、西医疗法和中西医结合疗法治疗，并观察疗效，结果见表 1-6-7。问三种疗法疗效是否有差别？

表 1-6-7　三种疗法治疗慢性肾炎的疗效（例数）

疗效	中医疗法	西医疗法	中西医结合疗法
无效	18	20	33
好转	15	12	25
显效	28	30	20
痊愈	10	8	4
合计	71	70	82

【SPSS 操作】

（一）数据录入

打开 SPSS Statistics Data Editor 窗口，定义 3 个变量：group（1 为中医疗法，2 为西医疗法，3 为中西医结合疗法），outcome（结果变量，1、2、3、4 分别表示无效、好转、显效、痊愈），*f*（频数变量），录入数据见图 1-6-6。

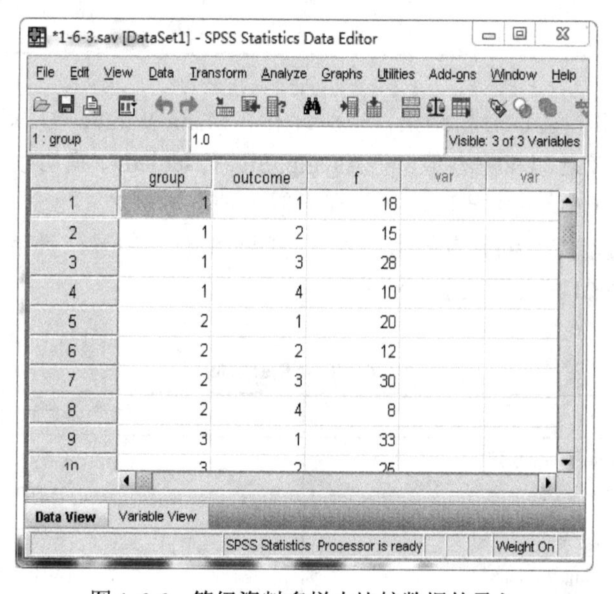

	group	outcome	f
1	1	1	18
2	1	2	15
3	1	3	28
4	1	4	10
5	2	1	20
6	2	2	12
7	2	3	30
8	2	4	8
9	3	1	33

图 1-6-6　等级资料多样本比较数据的录入

（二）分析

1）将变量 *f* 设为权重：

🖱 Data→Weight Cases　　☞打开定义权重对话框（图 1-6-7）

🖱 ⊙Weight cases by　　☞定义权重

🖱 Frequency Variable：选入 *f* 变量　　☞定义权重变量为 *f*

🖱 OK	☞提交运行
2）作多个独立样本比较的秩和检验：	
🖱 Analyze→Nonparametric Tests→ Tests for Several Independent Samples	☞打开多个独立样本比较秩和检验对话框（图 1-6-8）
🖱 Test Variable List：选入 outcome 变量	☞定义分析变量为 outcome
🖱 Grouping Variable：选入 group 变量	☞定义分组变量为 group
🖱 Define Range	☞打开定义组别取值范围对话框(图 1-6-9)
🖱 Minimum：输入 1	☞定义最小组为 1
🖱 Maximum：输入 3	☞定义最大组为 3
🖱 Continue	☞返回主对话框
🖱 Test Type：☑ Kruskal-Wallis H	☞勾选 Kruskal-Wallis H 检验(已默认选择)
🖱 OK	☞执行分析

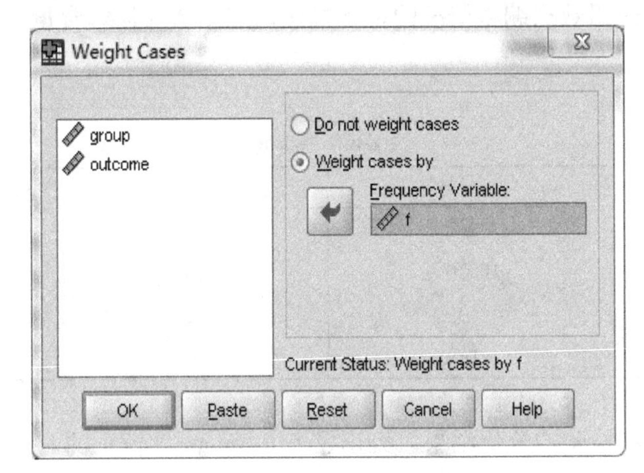

图 1-6-7　定义权重对话框

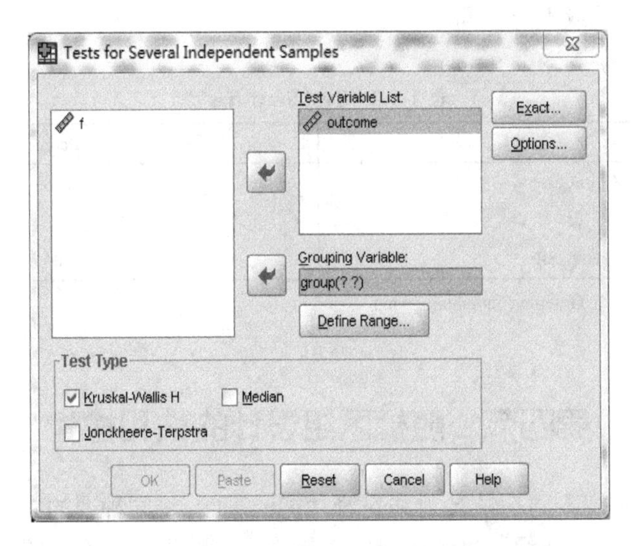

图 1-6-8　多个独立样本比较秩和检验对话框

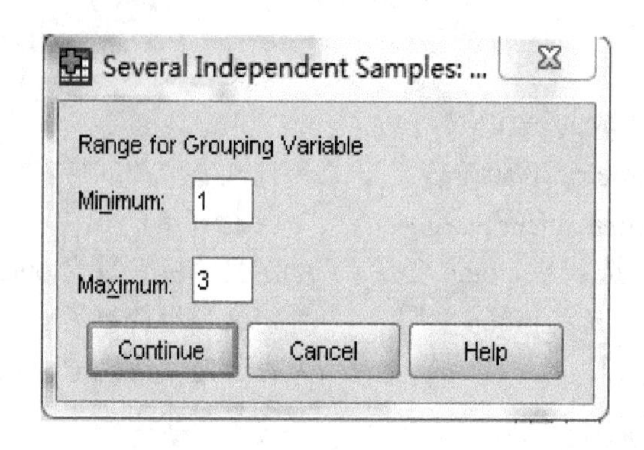

图 1-6-9 定义组别取值范围对话框

【输出结果】

表 1-6-8 是对三组数据编秩情况的基本描述，包括 N（样本含量）、Mean Rank（平均秩次）。

表 1-6-8 **Ranks**

	group	N	Mean Rank
outcome	中医疗法	71	123.74
	西医疗法	70	120.93
	中西医结合	82	94.21
	Total	223	

表 1-6-9 为秩和检验的分析结果，列出了 Chi-Square（校正的 H_C 值）、df（自由度）和 Asymp. Sig.（概率 P 值）。本例 $H_C=\chi^2=10.889$，$P=0.004$，可以认为三种疗法治疗慢性肾炎的疗效不同或不全相同。

表 1-6-9 **Test Statistics[a, b]**

	outcome
Chi-Square	10.889
df	2
Asymp. Sig.	.004

a. Kruskal Wallis Test；b. Grouping Variable：group

第四节 随机区组设计的秩和检验

例 1-6-4 观察不同剂量 X 射线对肾功能的影响，将同种属的 24 只小白鼠按性别、体重、窝别配为 8 个配伍组，每个区组的 3 只小白鼠随机分入不同的 3 种剂量组，在照射 10d 后测定血清中肌酐（CRE）的变化，结果见表 1-6-10，问不同剂量 X 射线对血清中肌酐的影响有无差异？

表 1-6-10 不同剂量 X 射线对小鼠血清中肌酐的影响 （单位：μmol/L）

区组号	剂量 1	剂量 2	剂量 3
1	18.5	28.4	36.8
2	19.7	30.5	30.1
3	14.6	26.9	32.9
4	48.9	24.7	70.8
5	17.4	12.5	26.8
6	10.9	68.8	31.4
7	5.5	20.2	30.1
8	6.4	25.1	10.9

【SPSS 操作】

（一）数据录入

打开 SPSS Statistics Data Editor 窗口，定义 3 个变量：X_1（剂量 1），X_2（剂量 2），X_3（剂量 3），录入数据见图 1-6-10。

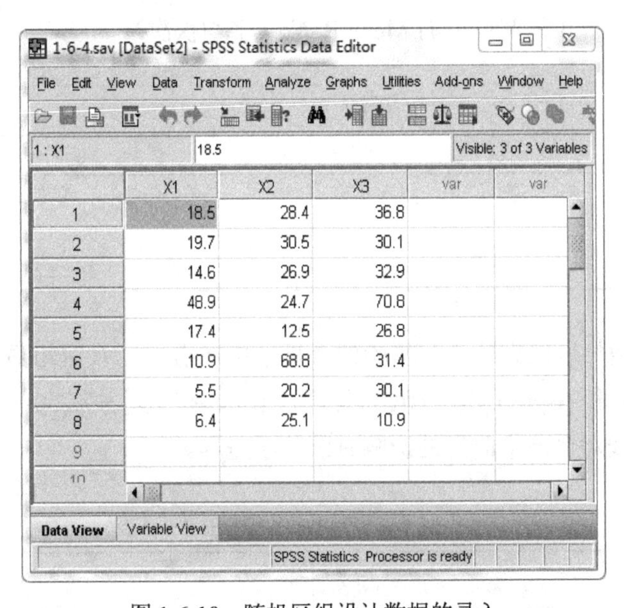

图 1-6-10 随机区组设计数据的录入

（二）分析

Analyze→Nonparametric Tests→Test for Several Related Samples	☞打开非参数检验多组相关样本检验对话框（图 1-6-11）

Test Variables：X_1，X_2，X_3 ☞定义分析变量为 X_1，X_2，X_3
Test Type：☑ Friedman ☞勾选 Friedman 检验
OK ☞执行分析

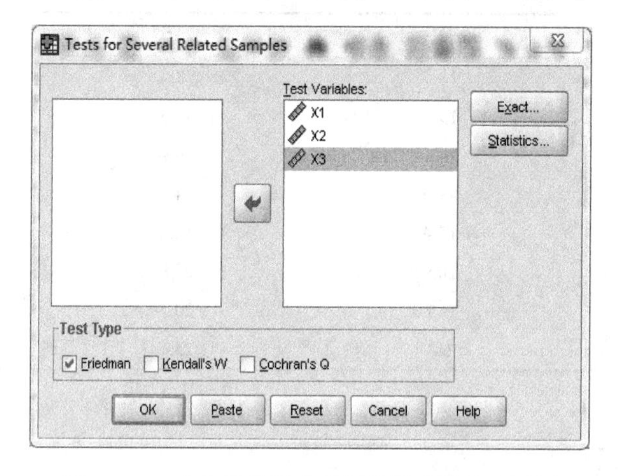

图 1-6-11 非参数检验多组相关样本检验对话框

【输出结果】

表 1-6-11 列出了 3 种剂量组的 Mean Rank（平均秩次）。

表 1-6-11 Ranks

	Mean Rank
X1	1.25
X2	2.13
X3	2.63

表 1-6-12 为随机区组设计秩和检验的分析结果，列出了 N(区组数)、Chi-Square（χ^2 值）、df（自由度）和 Asymp. Sig.（近似概率 P 值）。本例 $\chi^2=7.750$，$P=0.021$，可以认为不同剂量 X 射线对血清中肌酐的影响有统计学差异。

表 1-6-12 Test Statistics[a]

N	8
Chi-Square	7.750
df	2
Asymp. Sig.	.021

a. Friedman Test

（刘　娅　陈君程）

第七章　双变量关联性分析与直线回归分析

提要

1. 直线相关分析
2. 秩相关分析
3. 分类变量的关联性分析
4. 直线回归分析

第一节　直线相关分析

例 1-7-1　某研究机构从高中三年级征集了 12 名女生作为志愿者，分别测量了其体重与肺活量，见表 1-7-1，试分析体重与肺活量之间有无关联。

表 1-7-1　高中三年级 12 名女生的体重与肺活量

编号	1	2	3	4	5	6	7	8	9	10	11	12
体重/kg	42	42	46	46	46	50	50	50	52	52	58	58
肺活量/L	2.5	2.2	2.7	2.4	2.8	2.8	3.4	3.1	3.5	2.9	3.5	3.0

【SPSS 操作】

（一）数据录入

打开 SPSS Statistics Data Editor，点击 Variable View，定义 2 个变量：tz（体重），fhl（肺活量），见图 1-7-1。点击 Data View，录入数据见图 1-7-2。

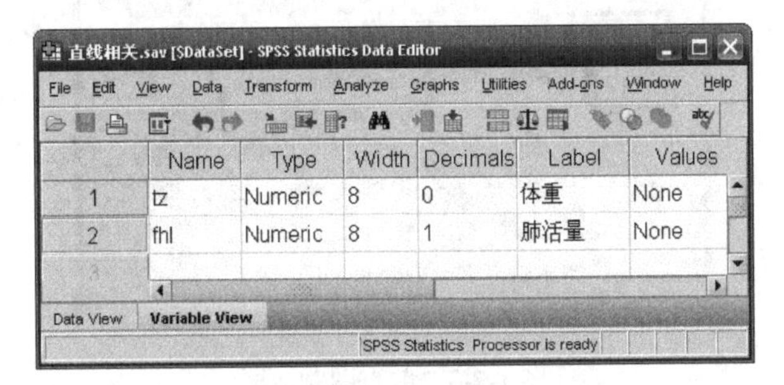

图 1-7-1　直线相关变量的定义

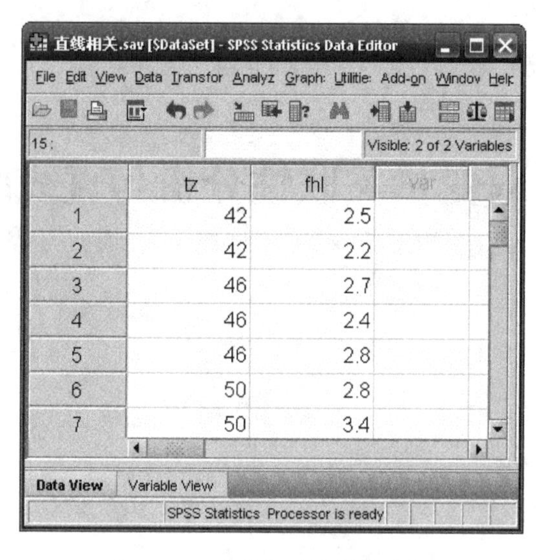

图 1-7-2　直线相关数据的录入

（二）分析

1）绘制两变量的散点图：

Graphs→Legacy Dialogs→Scatter/Dot	☞打开散点图对话框（图 1-7-3）
Simple Scatter	☞选择简单散点图（已默认选择）
Define	☞点击对散点图进行定义（图 1-7-4）
Y Axis：fhl *X* Axis：tz	☞设定散点图坐标轴的纵轴和横轴（两变量的位置也可交换）
OK	☞执行绘制散点图操作

2）作双变量相关分析：

Analyze→Correlate→Bivariate Correlations	☞打开双变量关联分析对话框（图 1-7-5）
Variables：fhl，tz	☞将 fhl 和 tz 两变量选入 Variables 框
☑ Pearson	☞分析方法选择直线相关（已默认选择）
OK	☞执行分析

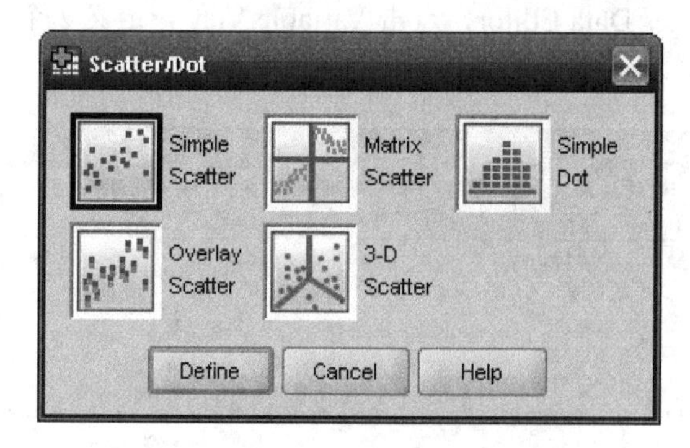

图 1-7-3　散点图对话框

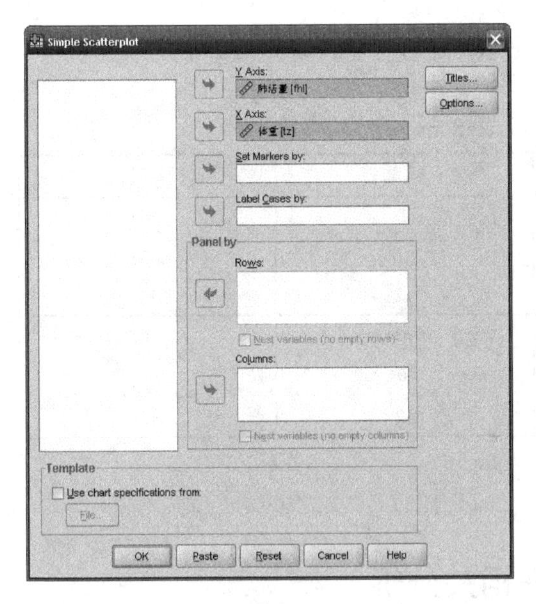

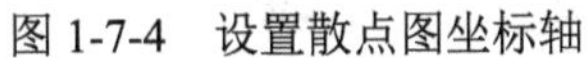
图 1-7-4　设置散点图坐标轴

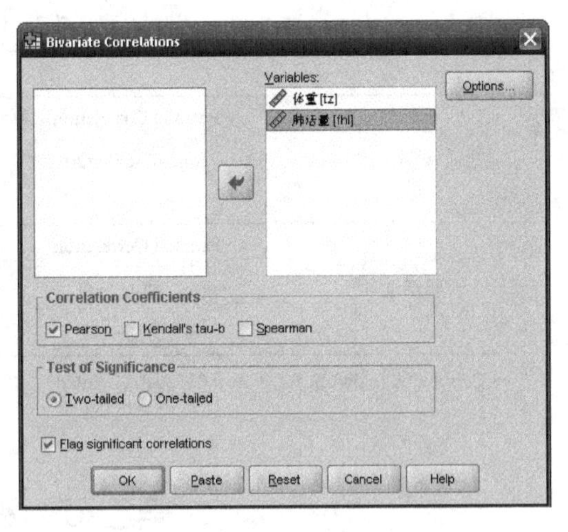

图 1-7-5　双变量关联分析对话框

【输出结果】

由图 1-7-6 可见，随体重增大，肺活量呈增大趋势，两变量形成的散点大致呈直线趋势，可以进行直线相关分析。

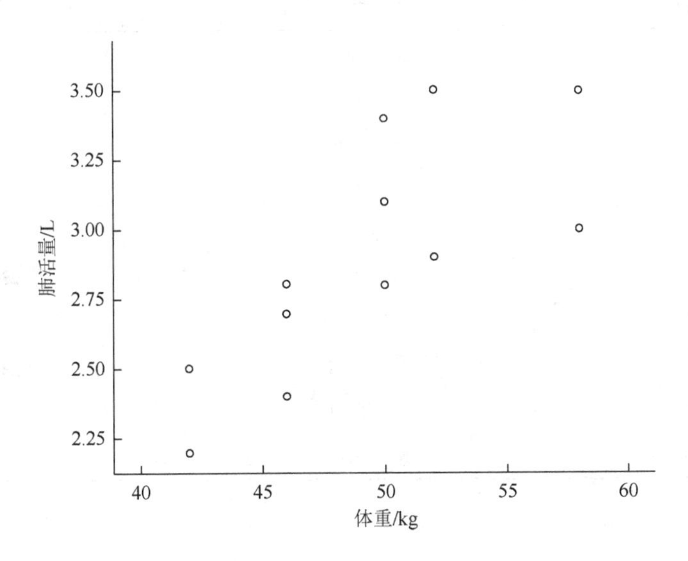

图 1-7-6　高中三年级 12 名女生的体重与肺活量散点图

表 1-7-2 以交叉表的形式给出了两变量之间的 Pearson 相关系数、P 值及样本量。本例中，$r = 0.763$，$P = 0.004$，按 $\alpha = 0.05$ 的检验水平，拒绝 H_0，接受 H_1，可以认为高中三年级女生的体重和肺活量之间存在线性相关关系，体重越大的女生肺活量往往越大。

注意，本例在分析前还应先对两变量的正态性进行检验，参见第二章。

表 1-7-2　Correlations

		体重	肺活量
体重	Pearson Correlation	1	.763**
	Sig.（2-tailed）		.004
	N	12	12
肺活量	Pearson Correlation	.763**	1
	Sig.（2-tailed）	.004	
	N	12	12

** Correlation is significant at the 0.01 level（2-tailed）

第二节　秩相关分析

例 1-7-2　为了了解锻炼身体对体型的影响，分别收集了 10 名 40～50 岁成年男性每周锻炼时间和体重指数（体重/身高^2）信息，见表 1-7-3。试分析锻炼时间与体重指数有无关联。

表 1-7-3　10 名成年男性每周锻炼时间与体重指数

编号	每周锻炼时间/h	体重指数/(kg/m^2)
1	0.0	25.8
2	<0.5	25.0
3	0.0	24.0
4	0.5～2.0	24.2
5	<0.5	26.0
6	>2.0	23.5
7	>2.0	22.8
8	0.5～2.0	23.1
9	>2.0	22.2
10	0.0	27.0

【SPSS 操作】

（一）数据录入

打开 SPSS Statistics Data Editor，点击 Variable View，定义 2 个变量：dlsj（0 为从不，1 为<0.5h，2 为 0.5～2.0h，3 为>2.0h），bmi（体重指数），见图 1-7-7。点击 Data View，录入数据见图 1-7-8。

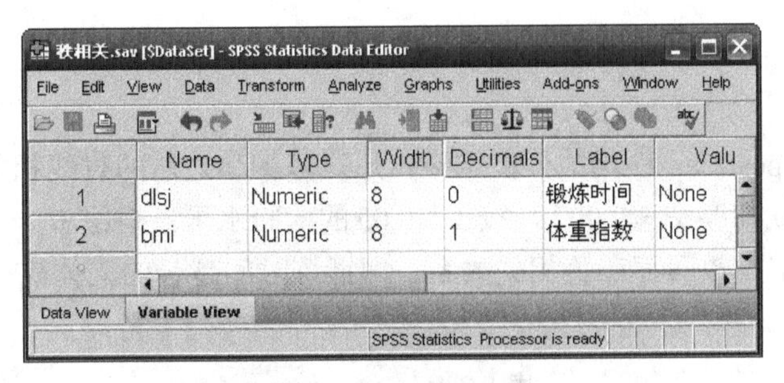

图 1-7-7 秩相关变量的定义

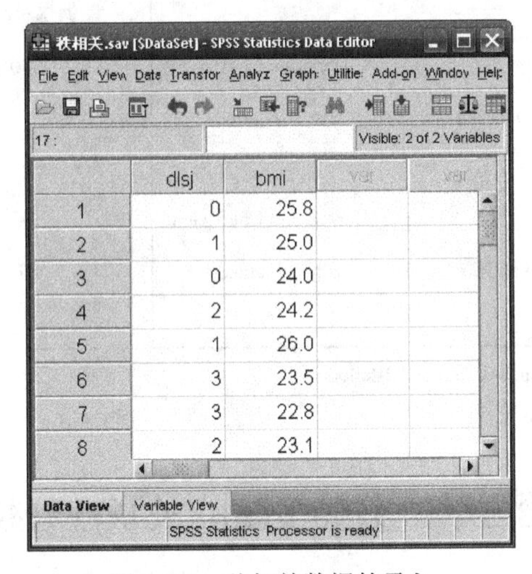

图 1-7-8 秩相关数据的录入

（二）分析

Analyze→Correlate→Bivariate Correlations ☞打开双变量关联分析对话框（图 1-7-9）
Variables：dlsj，bmi ☞将 dlsj 和 bmi 两变量选入 Variables 框
☑ Spearman ☞分析方法选择秩相关
OK ☞执行分析

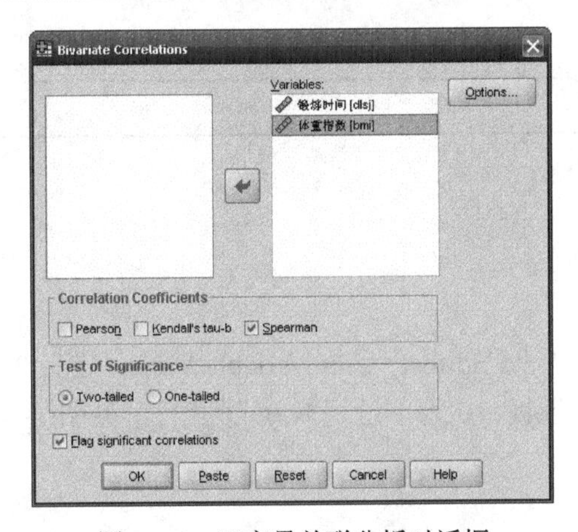

图 1-7-9 双变量关联分析对话框

【输出结果】

表 1-7-4 为 Spearman 秩相关分析结果，形式基本和之前的直线相关相同。本例中，秩相关系数 $r_s = -0.788$，$P = 0.007$，按 $\alpha = 0.05$ 的检验水平，拒绝 H_0，接受 H_1，可以认为锻炼时间与体重指数间存在负相关关系，即锻炼时间越长的人体重指数越小。

表 1-7-4　Correlations

			锻炼时间	体重指数
Spearman's rho	锻炼时间	Correlation Coefficient	1.000	-.788**
		Sig.（2-tailed）	.	.007
		N	10	10
	体重指数	Correlation Coefficient	-.788**	1.000
		Sig.（2-tailed）	.007	.
		N	10	10

** Correlation is significant at the 0.01 level（2-tailed）

第三节　分类变量的关联性分析

例 1-7-3　为研究近视是否具有遗传性，某研究者对抽样得到的 150 名大学生进行调查，收集的信息如表 1-7-5 所示。试分析孩子近视是否与母亲近视有关。

表 1-7-5　150 名大学生及其母亲近视情况

孩子近视情况	母亲近视情况		合计
	是	否	
是	50	50	100
否	15	35	50
合计	65	85	150

【SPSS 操作】

（一）数据录入

打开 SPSS Statistics Data Editor，点击 Variable View，定义 3 个变量：hz（1 为近视，0 为不近视），mq（1 为近视，0 为不近视），*f*（频数），见图 1-7-10。点击 Data View，录入数据见图 1-7-11。

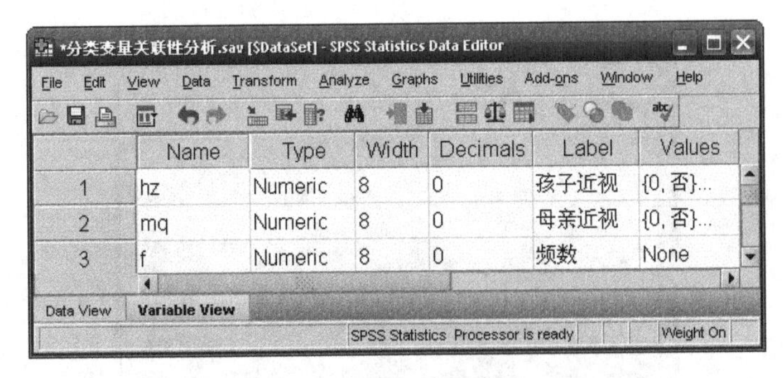

图 1-7-10　分类变量关联性分析变量的定义

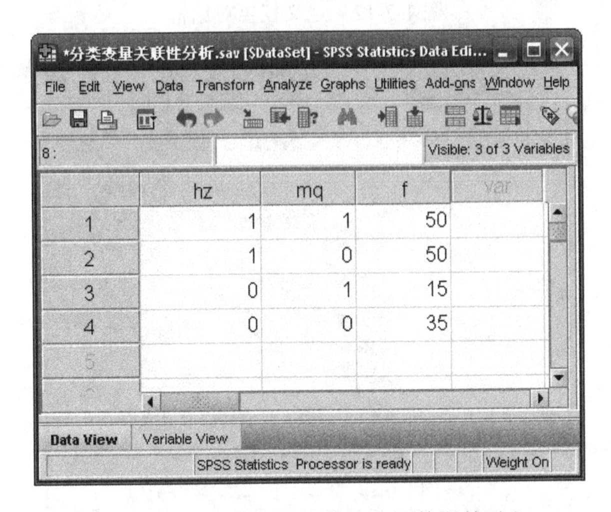

图 1-7-11　分类变量关联性分析数据的录入

（二）分析

1）将变量 *f* 设为权重：

🖱 Data→Weight Cases	☞打开定义权重对话框（图 1-7-12）
🖱 ⊙Weight cases by	☞选择权重变量
🖱 Frequency Variable：*f*	☞定义 *f* 为频数变量
🖱 OK	☞提交运行

2）作交叉表分析：

🖱 Analyze→Descriptive Statistics→Crosstabs	☞打开 Crosstabs 对话框（图 1-7-13）
🖱 Row（s）：选入 hz 变量	☞定义行变量为 hz
🖱 Column（s）：选入 mq 变量	☞定义列变量为 mq
🖱 Statistics	☞打开计算统计量对话框（图 1-7-14）
🖱 ☑ Chi-square　☑ Correlations	☞勾选卡方检验，相关分析
🖱 ☑ Contingency coefficient	☞勾选列联相关系数
🖱 Continue	☞返回主对话框
🖱 OK	☞执行分析

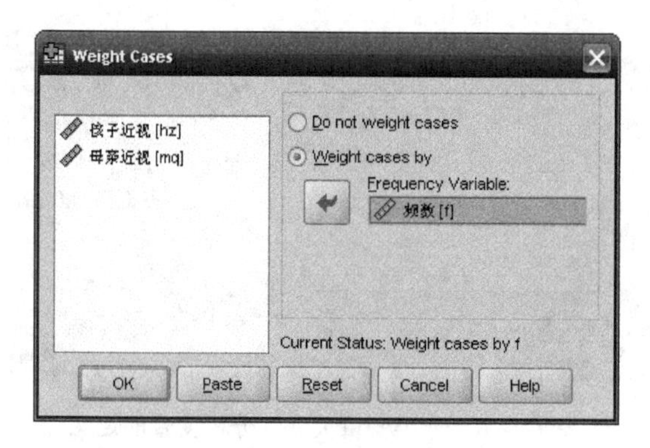

图 1-7-12　定义权重对话框

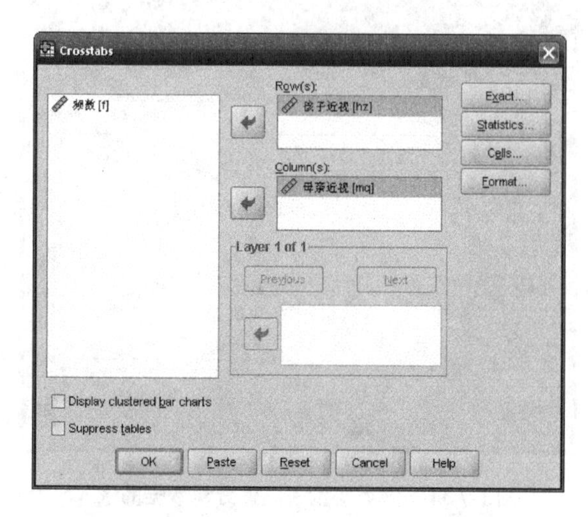

图 1-7-13　Crosstabs 对话框

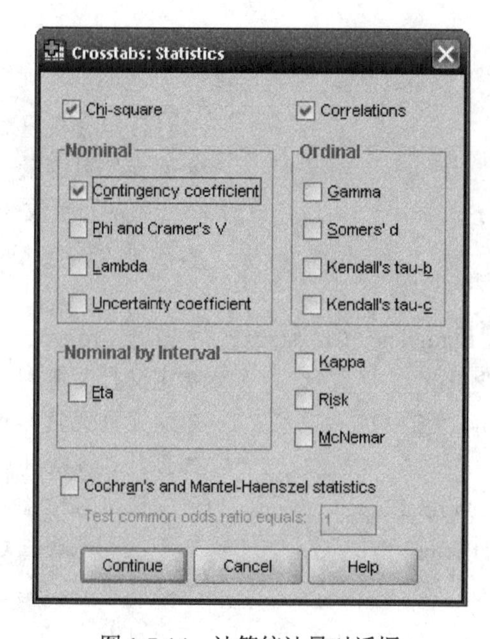

图 1-7-14　计算统计量对话框

【输出结果】

表 1-7-6 为软件自动生成的交叉表。

表 1-7-6　孩子近视*母亲近视 Crosstabulation

Count

		母亲近视		Total
		否	是	
孩子近视	否	35	15	50
	是	50	50	100
Total		85	65	150

表 1-7-7 为卡方检验结果，其中 $\chi^2=5.430$，$P=0.020$，按 $\alpha=0.05$ 的检验水平，可认为孩子近视与其母亲近视存在关联性。表 1-7-8 给出了列联相关系数（Contingency Coefficient），为 0.187，也可把 $\chi^2=5.430$ 代入公式 $\sqrt{\dfrac{\chi^2}{\chi^2+n}}$ 中进行计算，结果相同。

表 1-7-7　Chi-Square Tests

	Value	df	Asymp. Sig.（2-sided）	Exact Sig.（2-sided）	Exact Sig.（1-sided）
Pearson Chi-Square	5.430[a]	1	.020		
Continuity Correction[b]	4.646	1	.031		
Likelihood Ratio	5.554	1	.018		
Fisher's Exact Test				.023	.015
Linear-by-Linear Association	5.394	1	.020		
N of Valid Cases	150				

a. 0 cells（.0%）have expected count less than 5. The minimum expected count is 21.67；b. Computed only for a 2×2 table

表 1-7-8 还计算了直线相关系数 r（Pearson's R）和秩相关系数 r_s（Spearman Correlation），均为 0.190。

表 1-7-8　Symmetric Measures

		Value	Asymp. Std. Error[a]	Approx. T[b]	Approx. Sig.
Nominal by Nominal	Contingency Coefficient	.187			.020
Interval by Interval	Pearson's R	.190	.078	2.358	.020[c]
Ordinal by Ordinal	Spearman Correlation	.190	.078	2.358	.020[c]
N of Valid Cases		150			

a. Not assuming the null hypothesis；b. Using the asymptotic standard error assuming the null hypothesis；c. Based on normal approximation

第四节 直线回归分析

例 1-7-4 某研究机构从高中三年级征集了 12 名女生作为志愿者，分别测量了其体重与肺活量，数据见表 1-7-1。试分析肺活量是否随体重增大而增大（本例数据同例 1-7-1，仅问题不同）。

【SPSS 操作】

（一）数据录入

同前，见图 1-7-1 和图 1-7-2。

（二）分析

散点图绘制过程同前，见图 1-7-3 和图 1-7-4。以下仅为直线回归过程。

操作	说明
Analyze→Regression→Linear Regression	☞打开直线回归主对话框（图 1-7-15）
Dependent：fhl	☞将 fhl 选入因变量框
Independent（s）：tz	☞将 tz 选入自变量框
Method：Enter	☞分析方法选择 Enter 法（已默认选择）
Statistics	☞打开直线回归 Statistics 对话框（图 1-7-16）
☑Estimates	☞估计回归系数并检验（已默认选择）
☑Model fit	☞对模型进行检验（已默认选择）
☑Confidence intervals Level（%）：95	☞计算回归系数的 95%置信区间
Continue	☞回主对话框
OK	☞执行分析

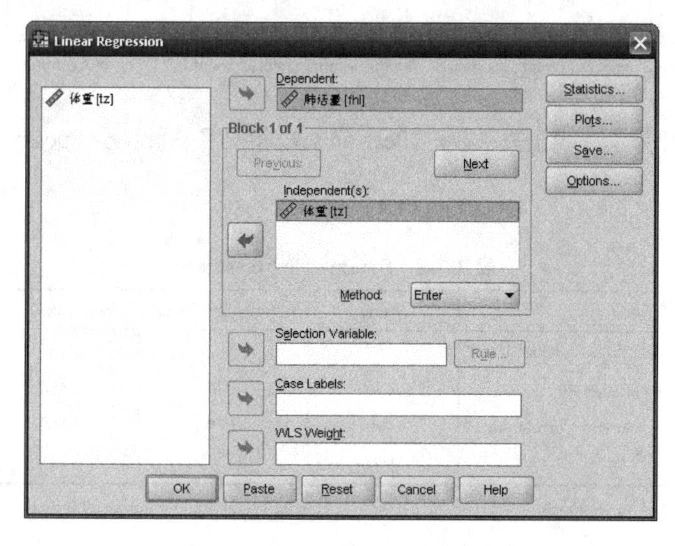

图 1-7-15 直线回归主对话框

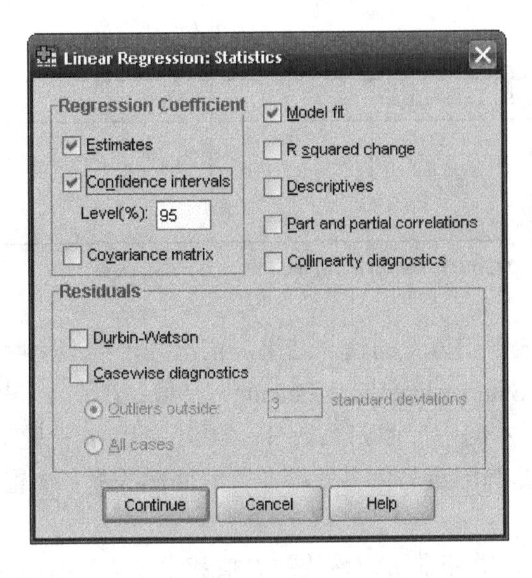

图 1-7-16 直线回归 Statistics 对话框

【输出结果】

表 1-7-9 为进入模型的变量，此处采用 Enter 法，且直线回归只有一个自变量，因此模型中只有体重进入。

表 1-7-9 Variables Entered/Removed[b]

Model	Variables Entered	Variables Removed	Method
1	体重 [a]	.	Enter

a. All requested variables entered；b. Dependent Variable：fhl

表 1-7-10 为模型拟合情况，R 为复相关系数，即模型中所有自变量与因变量之间的相关系数，本例只有一个自变量，它等同于之前学习的直线相关系数。$R=0.763$，可见和表 1-7-2 中算出的直线相关系数相同。R Square 为决定系数（R^2），表示因变量肺活量的变异有多少能够由自变量体重解释，R^2 太小，通常意味着拟合模型的意义不大。Adjusted R Square 为校正决定系数（R^2_{ad}）。

表 1-7-10 Model Summary

Model	R	R Square	Adjusted R Square	Std. Error of the Estimate
1	.763[a]	.582	.540	.2877

a. Predictors：(Constant)，tz

表 1-7-11 采用方差分析对模型进行了检验，$F=13.928$，$P=0.004$，说明此模型有意义，即体重对肺活量是有影响的。

表 1-7-11 ANOVA[b]

Model		Sum of Squares	df	Mean Square	F	Sig.
1	Regression	1.153	1	1.153	13.928	.004[a]
	Residual	.827	10	.083		
	Total	1.980	11			

a. Predictors：（Constant），tz；b. Dependent Variable：fhl

表 1-7-12 是对直线回归方程的估计结果，依次为未标准化回归系数（B）及其标准误、标准化回归系数（Standardized Coefficients）、t 值、P 值、未标准化回归系数的 95% 置信区间下限和上限。本例中，回归系数 $B=0.061$，用 t 检验对回归系数进行检验，$t=3.732$，$P=0.004$，即肺活量与体重间存在直线回归关系，体重每增加 1kg，肺活量平均增大 0.061L。

注意：表 1-7-12 中体重变量回归系数的 P 值和表 1-7-11 中方差分析的 P 值相同，因为直线回归模型中只有一个变量，用方差分析对模型的检验实际上就是对模型中唯一自变量（体重）的回归系数作检验。此外，表 1-7-12 中的 Constant 为截距，相当于回归方程 $\hat{y}=a+bx$ 中的 a。注意写直线回归方程时要用未标准化（Unstandardized Coefficients）的回归系数（B）。本例回归方程为：$\hat{y}=-0.124+0.061x$。

表 1-7-12 Coefficients[a]

Model		Unstandardized Coefficients		Standardized Coefficients	t	Sig.	95.0% Confidence Interval for B	
		B	Std. Error	Beta			Lower Bound	Upper Bound
1	（Constant）	-.124	.815		-.153	.882	-1.939	1.691
	体重	.061	.016	.763	3.732	.004	.025	.098

a. Dependent Variable：fhl

（苏红卫 杨 超）

第八章　生 存 分 析

提要

1. 未分组资料的生存分析（Kaplan-Meier 过程）
2. 分组资料的生存分析（Life Tables 过程）
3. 生存曲线的比较（Log rank Test）

第一节　未分组资料的生存分析

例 1-8-1　某医师采用手术疗法治疗 15 例乳腺癌患者，随访时间（月）记录如下：1，4，6，7，8，8^+，11，12，15，15^+，18，33^+，38^+，43，46^+。请估计各时点生存率及其标准误、各时点总体生存率的 95%置信区间、中位生存时间，并绘制生存曲线。

【SPSS 操作】

（一）数据录入

打开 SPSS Statistics Data Editor 窗口，定义 2 个变量：time 表示生存时间，status 表示结局变量（status = 1 表示死亡，status = 0 表示截尾），录入数据见图 1-8-1。

（二）分析

操作	说明
Analyze→Survival→Kaplan-Meier	☞打开 Kaplan-Meier 对话框（图 1-8-2）
Time：选入 time 变量	☞定义生存时间变量为 time
Status：选入 status 变量	☞定义生存状态变量为 status
Define Event	☞打开 Define Event 对话框（图 1-8-3）
⊙Single value：输入 1	☞定义“1”表示死亡
Continue	☞返回主对话框
Options	☞打开 Options 对话框（图 1-8-4）
☑Survival table（s）	☞给出生存分析表
☑ Mean and median survival	☞计算平均生存时间和中位生存时间
☑ Survival	☞绘制生存曲线图
Continue	☞返回主对话框
OK	☞执行分析

e8_1.sav [DataSet1] - SPSS Statistics Data Editor

	time	status
1	1	1
2	4	1
3	6	1
4	7	1
5	8	1
6	8	0
7	11	1
8	12	1
9	15	1
10	15	0
11	18	1
12	33	0
13	38	0
14	43	1
15	46	0

图 1-8-1 数据的录入

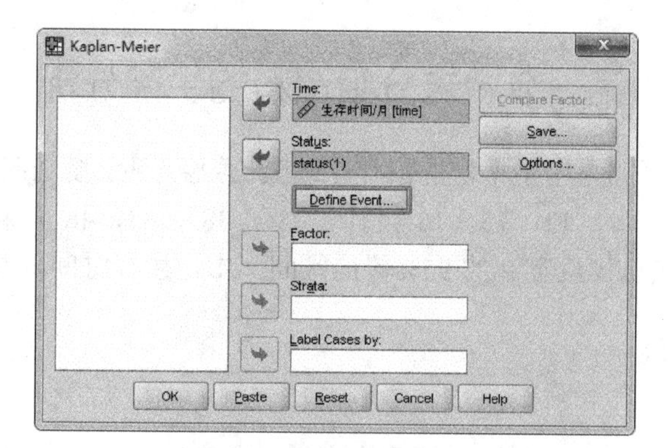

图 1-8-2 Kaplan-Meier 对话框

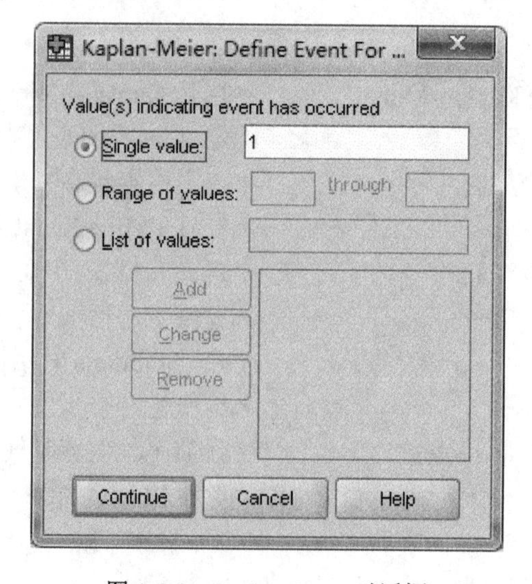

图 1-8-3 Define Event 对话框

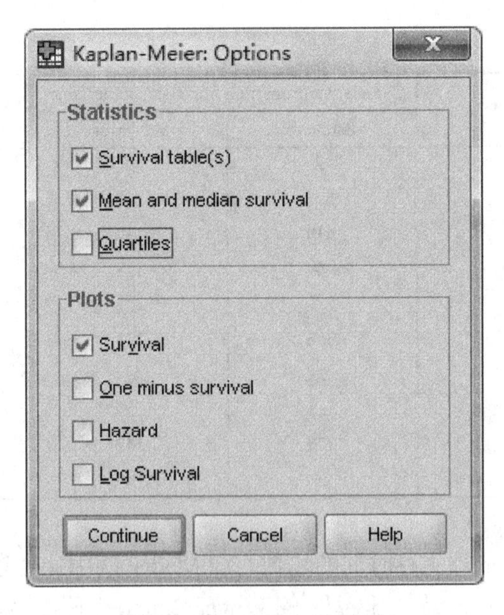

图 1-8-4 Options 对话框

【输出结果】

表 1-8-1 是对数据的基本描述，包括 Total *N*（总例数）、*N* of Events（死亡人数）、*N*（截尾人数）及 Percent（百分比）。

表 1-8-1 Case Processing Summary

Total N	N of Events	Censored	
		N	Percent
15	10	5	33.3%

表 1-8-2 是未分组数据的生存分析表（Survival Table），列出了 Time（生存时间）、Status（生存状态）、Cumulative Proportion Surviving at the Time（生存率）的 Estimate（估计值）及 Std. Error（标准误）、*N* of Cumulative Events（累计死亡数）、*N* of Remaining Cases（剩余数）。

表 1-8-2 Survival Table

	Time	Status	Cumulative Proportion Surviving at the Time		N of Cumulative Events	N of Remaining Cases
			Estimate	Std. Error		
1	1.000	1	.933	.064	1	14
2	4.000	1	.867	.088	2	13
3	6.000	1	.800	.103	3	12
4	7.000	1	.733	.114	4	11
5	8.000	1	.667	.122	5	10

续表

	Time	Status	Cumulative Proportion Surviving at the Time		N of Cumulative Events	N of Remaining Cases
			Estimate	Std. Error		
6	8.000	0	.	.	5	9
7	11.000	1	.593	.129	6	8
8	12.000	1	.519	.132	7	7
9	15.000	1	.444	.133	8	6
10	15.000	0	.	.	8	5
11	18.000	1	.356	.133	9	4
12	33.000	0	.	.	9	3
13	38.000	0	.	.	9	2
14	43.000	1	.178	.142	10	1
15	46.000	0	.	.	10	0

表 1-8-3 列出了 Mean（生存时间的均数）和 Median（中位生存时间），以及标准误和 95% Confidence Interval（95%置信区间）的 Lower Bound（下限）和 Upper Bound（上限）。本例乳腺癌患者术后生存时间的中位数为 15 月，95%置信区间为（7.988，22.012）月。

表 1-8-3　Means and Medians for Survival Time

Mean[a]				Median			
Estimate	Std. Error	95% Confidence Interval		Estimate	Std. Error	95% Confidence Interval	
		Lower Bound	Upper Bound			Lower Bound	Upper Bound
21.970	4.676	12.805	31.136	15.000	3.578	7.988	22.012

a. Estimation is limited to the largest survival time if it is censored

图 1-8-5 为未分组资料的生存曲线（阶梯形）。

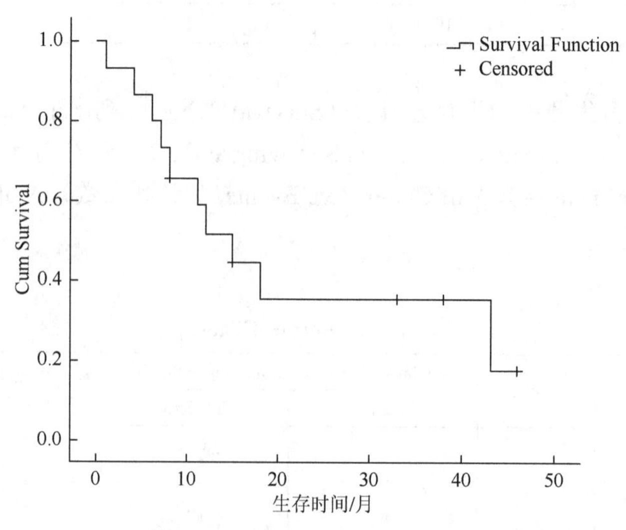

图 1-8-5　Kaplan-Meier 生存曲线

第二节　分组资料的生存分析

分组资料的生存分析实际上就是生命表的计算。

例 1-8-2　某医院对 100 例原发性肺癌患者术后进行随访，资料见表 1-8-4，试估计生存率及其标准误、生存率的 95%置信区间，并绘制生存曲线。

表 1-8-4　某医院对 100 例原发性肺癌患者术后的随访结果

术后随访月数	0～	1～	2～	3～	4～	5～	6～	7～	8～	9～10
期间失访人数	1	2	2	1	0	0	1	2	0	1
期间死亡人数	20	23	25	16	2	1	2	0	1	0

【SPSS 操作】

（一）数据录入

该类型的资料为频数表，打开 SPSS Statistics Data Editor 窗口，定义 3 个变量：time 表示生存时间，status 表示结局变量（status = 1 表示死亡，status = 0 表示截尾），*f* 表示频数，录入数据见图 1-8-6。

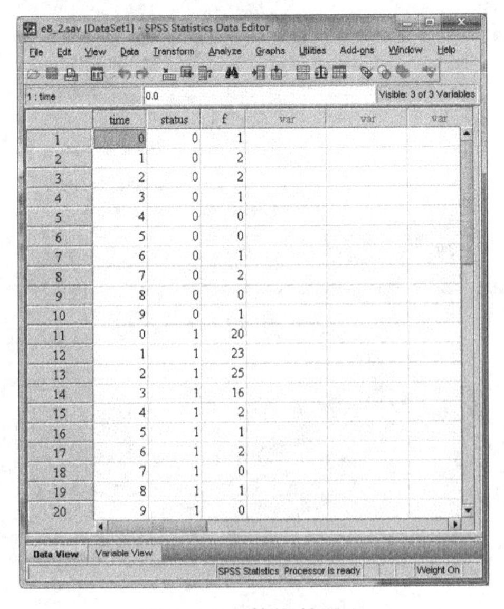

图 1-8-6　数据的录入

（二）分析

1）将变量 *f* 设为权重：

Data→Weight Cases　　☞打开定义权重对话框（图 1-8-7）

Weight cases by

🖱 ⊙Frequency Variable：选入变量 *f*	☞定义权重变量为 *f*
🖱 OK	☞提交执行
2）作生存分析：	
🖱 Analyze→ Survival→ Life Tables	☞打开 Life Tables 对话框（图 1-8-8）
🖱 Time：选入 time 变量	☞定义生存时间变量为 time
🖱 Display Time Intervals	☞定义生存时间区间
🖱 0 through：输入 10 🖱 by：输入 1	☞定义生存时间区间的上限为 10，组距为 1
🖱 Status：选入 status	☞定义生存状态变量为 status
🖱 Define Event	☞打开 Define Event 对话框（图 1-8-9）
🖱 ⊙Single value：输入 1	☞定义"1"表示死亡
🖱 Continue	☞返回主对话框
🖱 Options	☞打开 Options 对话框（图 1-8-10）
🖱 ☑ Life table（s）	☞给出寿命表
🖱 ☑ Survival	☞绘制生存曲线图
🖱 Continue	☞返回主对话框
🖱 OK	☞执行分析

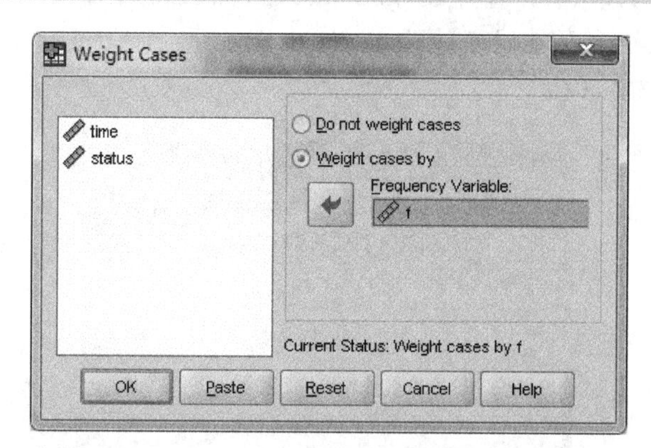

图 1-8-7 定义权重对话框

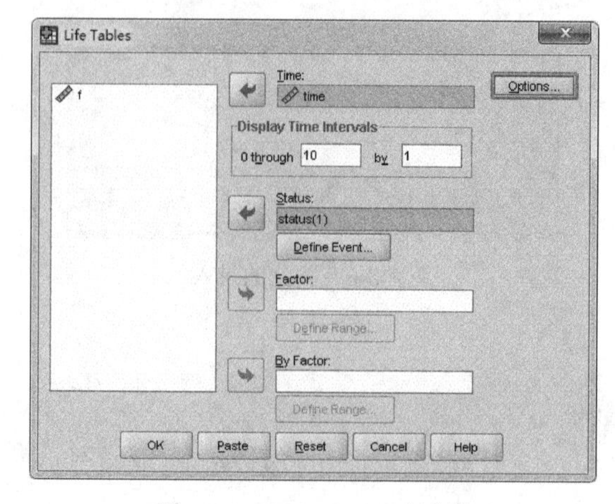

图 1-8-8 Life Tables 对话框

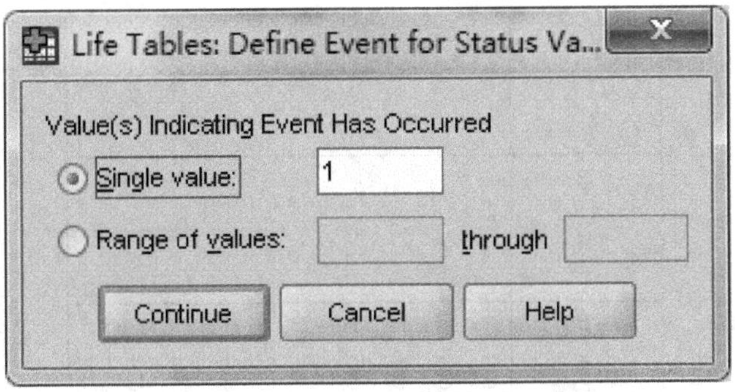

图 1-8-9 Define Event 对话框

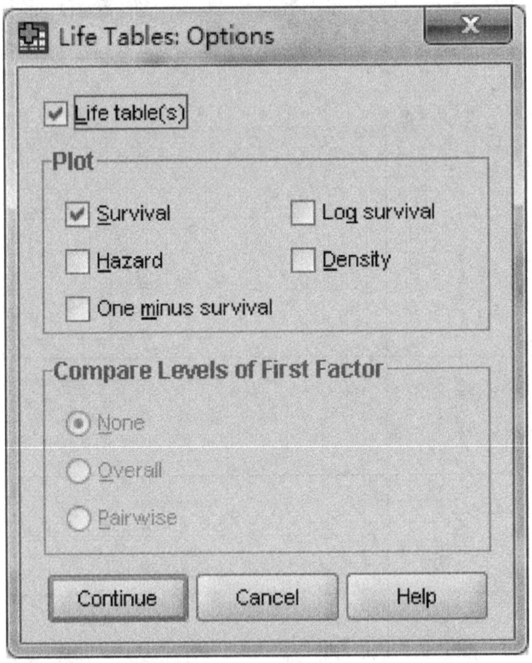

图 1-8-10 Options 对话框

【输出结果】

表 1-8-5 为分组资料的寿命表，列出了 Interval Start Time（生存时间区间的下限）、Number Entering Interval（期初病例数）、Number Withdrawing during Interval（截尾人数）、Number Exposed to Risk（校正人数）、Number of Terminal Events（死亡人数）、Proportion Terminating（死亡概率）、Proportion Surviving（生存概率）、Cumulative Proportion Surviving at End of Interval（生存率）及 Std. Error of Cumulative Proportion Surviving at End of Interval（标准误）等指标。表左下角还给出了中位生存时间为 2.24 月。

表 1-8-5 Life Table[a]

Interval Start Time	Number Entering Interval	Number Withdrawing during Interval	Number Exposed to Risk	Number of Terminal Events	Proportion Terminating	Proportion Surviving	Cumulative Proportion Surviving at End of Interval	Std. Error of Cumulative Proportion Surviving at End of Interval	Probability Density	Std. Error of Probability Density	Hazard Rate	Std. Error of Hazard Rate
0	100	1	99.500	20	.20	.80	.80	.04	.201	.040	.22	.05
1	79	2	78.000	23	.29	.71	.56	.05	.236	.043	.35	.07
2	54	2	53.000	25	.47	.53	.30	.05	.266	.045	.62	.12
3	27	1	26.500	16	.60	.40	.12	.03	.180	.040	.86	.19
4	10	0	10.000	2	.20	.80	.09	.03	.024	.016	.22	.16
5	8	0	8.000	1	.13	.88	.08	.03	.012	.012	.13	.13
6	7	1	6.500	2	.31	.69	.06	.03	.025	.017	.36	.25
7	4	2	3.000	0	.00	1.00	.06	.03	.000	.000	.00	.00
8	2	0	2.000	1	.50	.50	.03	.02	.029	.024	.67	.63
9	1	1	.500	0	.00	1.00	.03	.02	.000	.000	.00	.00

a. The median survival time is 2.24

图 1-8-11 为生存曲线图，可以通过编辑后粘贴在论文中。注意，分组资料绘制的生存曲线图应该是折线连接，因为估计的是时段右点的生存率而不是时段内的生存率，可用此曲线估计任意时点的生存率。在 SPSS 系统中，默认的是短横线连接，可以通过点击右键，利用图形编辑进行修改，操作方法为在 Chart Editor 编辑窗口的 Elements 菜单中选择 Interpolation Line（默认 Straight），并删去原阶梯形曲线即可，修改后的生存曲线见图 1-8-12。

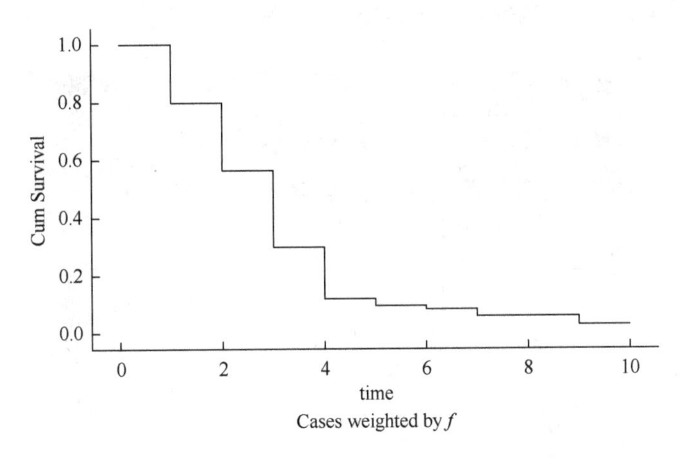

图 1-8-11 Life Tables 的生存曲线图（SPSS 默认）

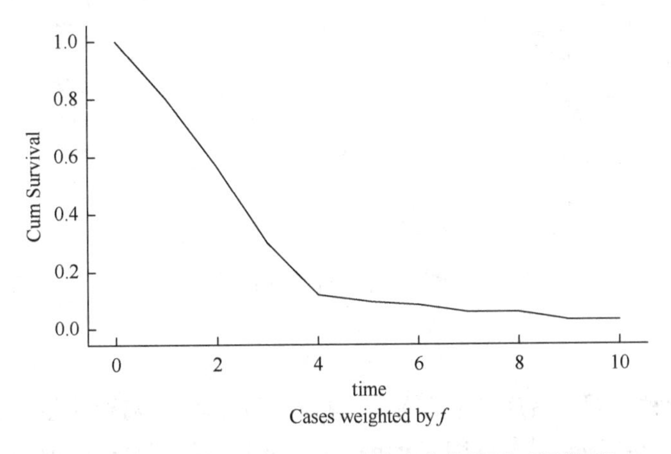

图 1-8-12 编辑后的 Life Tables 的生存曲线图（折线形）

第三节 生存曲线的比较

例 1-8-3 某医生将 20 例肺癌患者随机分为两组，分别采用 A 法和 B 法治疗，从缓解出院日开始随访，随访时间（月）如下（带“+”的数据表示患者至少存活的月数）。试比较 A 法和 B 法治疗肺癌的疗效是否有差别。

A 法：1，2，5，7，9^{+}，11，13，16，25，36^{+}。

B 法：10，11⁺，15，19，22，22，25，32，39，42⁺。

【SPSS 操作】

（一）数据录入

打开 SPSS Statistics Data Editor 窗口，定义 3 个变量：group 表示疗法（group = 1 为 A 法，group = 2 为 B 法），time 表示生存时间，status 表示结局变量（status = 1 表示死亡，status = 0 表示截尾），录入数据见图 1-8-13。

e8_3.sav [DataSet1] - SPSS Statistics Data Editor

	group	time	status	var	var
1	1	1	1		
2	1	2	1		
3	1	5	1		
4	1	7	1		
5	1	9	0		
6	1	11	1		
7	1	13	1		
8	1	16	1		
9	1	25	1		
10	1	36	0		
11	2	10	1		
12	2	11	0		
13	2	15	1		
14	2	19	1		
15	2	22	1		
16	2	22	1		
17	2	25	1		
18	2	32	1		
19	2	39	1		
20	2	42	0		

图 1-8-13　数据的录入

（二）分析

当要比较两种不同的治疗方案患者的生存时间时，常常需要作生存曲线的比较，其操作是利用 Kaplan-Meier 过程中的 Compare Factor Levels 选项框完成的，该选项提供三种检验方法：Log rank（时序检验）、Breslow 和 Tarone-Ware，其中最常用的是 Log rank。需要注意的是在定义变量时必须有分组变量 group，以区分组别。具体操作如下。

Analyze→Survival→Kaplan-Meier	打开 Kaplan-Meier 对话框（图 1-8-14）
Time：选入 time 变量	定义生存时间变量为 time
Status：选入 status 变量	定义生存状态变量为 status
Define Event	打开 Define Event 对话框（图 1-8-15）
⊙Single value：输入 1	定义“1”表示死亡
Continue	返回主对话框

Factor：选入 group 变量	☞定义分组变量
Compare Factor Levels	☞打开 Compare Factor Levels 对话框(图 1-8-16)
☑Log rank	☞勾选 Log rank 法
Continue	☞返回主对话框
Options	☞打开 Options 对话框（图 1-8-17）
☑Survival table（s）	☞给出生存分析表
☑ Mean and median survival	☞计算平均生存时间和中位生存时间
☑ Survival	☞绘制生存曲线图
Continue	☞返回主对话框
OK	☞执行分析

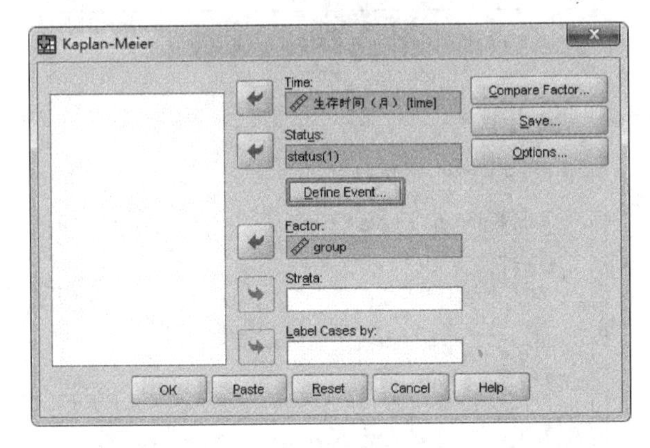

图 1-8-14 Kaplan-Meier 对话框（两组生存曲线的比较）

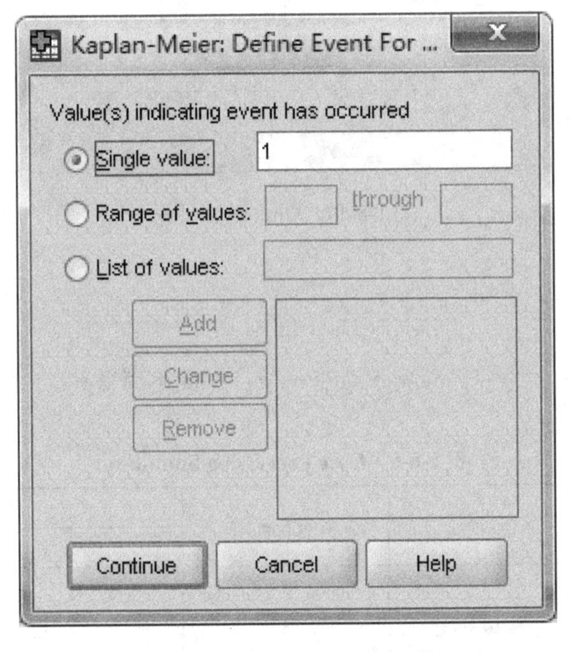

图 1-8-15 Define Event 对话框

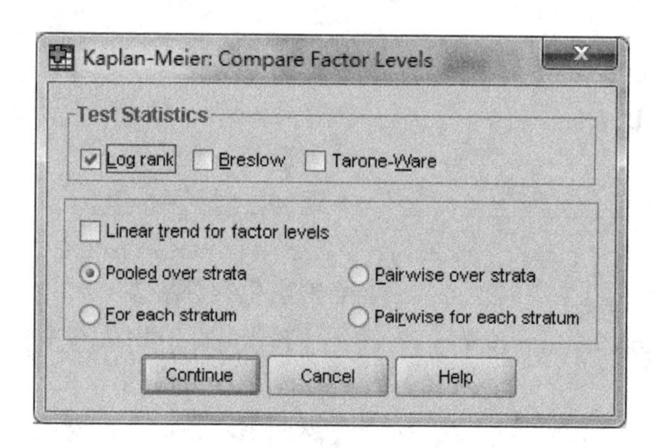

图 1-8-16　Compare Factor Levels 对话框（Log rank 法）

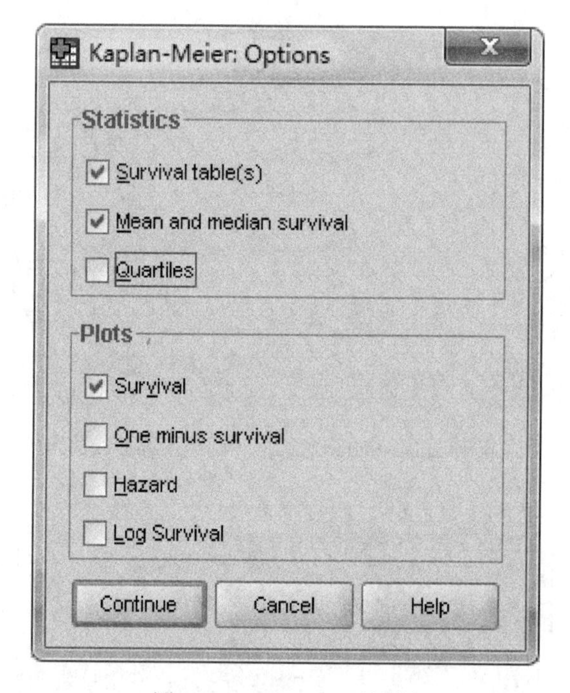

图 1-8-17　Options 对话框

【输出结果】

表 1-8-6～表 1-8-8 的解释参见本章第一节，在此不再赘述。

表 1-8-6　Case Processing Summary

group	Total N	N of Events	Censored	
			N	Percent
A 法	10	8	2	20.0%
B 法	10	8	2	20.0%
Overall	20	16	4	20.0%

表 1-8-7 **Survival Table**

group		Time	Status	Cumulative Proportion Surviving at the Time		N of Cumulative Events	N of Remaining Cases
				Estimate	Std. Error		
A 法	1	1.000	1	.900	.095	1	9
	2	2.000	1	.800	.126	2	8
	3	5.000	1	.700	.145	3	7
	4	7.000	1	.600	.155	4	6
	5	9.000	0	.	.	4	5
	6	11.000	1	.480	.164	5	4
	7	13.000	1	.360	.161	6	3
	8	16.000	1	.240	.145	7	2
	9	25.000	1	.120	.112	8	1
	10	36.000	0	.	.	8	0
B 法	1	10.000	1	.900	.095	1	9
	2	11.000	0	.	.	1	8
	3	15.000	1	.788	.134	2	7
	4	19.000	1	.675	.155	3	6
	5	22.000	1	.	.	4	5
	6	22.000	1	.450	.166	5	4
	7	25.000	1	.337	.158	6	3
	8	32.000	1	.225	.140	7	2
	9	39.000	1	.112	.106	8	1
	10	42.000	0	.	.	8	0

表 1-8-8 **Means and Medians for Survival Time**

group	Mean[a]				Median			
	Estimate	Std. Error	95% Confidence Interval		Estimate	Std. Error	95% Confidence Interval	
			Lower Bound	Upper Bound			Lower Bound	Upper Bound
A 法	13.620	3.587	6.589	20.651	11.000	4.099	2.966	19.034
B 法	25.300	3.302	18.828	31.772	22.000	2.214	17.661	26.339
Overall	19.810	2.879	14.168	25.452	19.000	3.553	12.035	25.965

a. Estimation is limited to the largest survival time if it is censored

表 1-8-9 为 Log rank 法的结果，Chi-Square（卡方值）等于 2.771，df（自由度）等于 1，*P* 值（Sig.）等于 0.096。

表 1-8-9 **Overall Comparisons**

	Chi-Square	df	Sig.
Log rank（Mantel-Cox）	2.771	1	.096

Test of equality of survival distributions for the different levels of group

图 1-8-18 为 Kaplan-Meier 生存曲线，当 Log rank 检验结果 $P<0.05$ 时，可根据此生存曲线位置高低判断哪一组的疗效更好。当生存曲线无交叉时，可认为位置越高的组疗效越好。

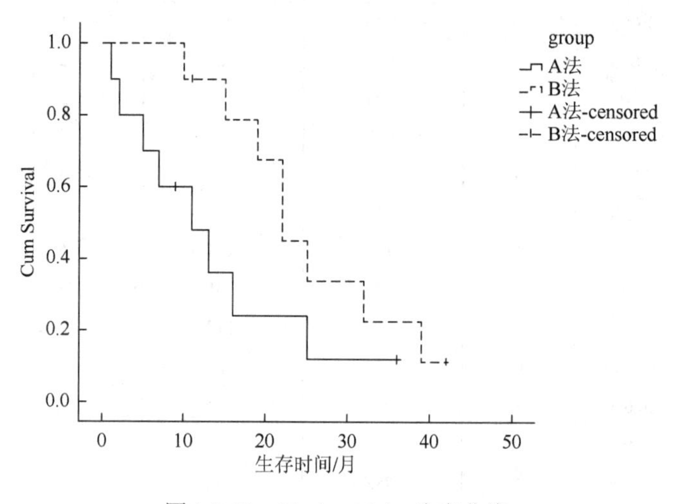

图 1-8-18　Kaplan-Meier 生存曲线

（张俊辉）

第九章　多重线性回归分析

第七章介绍了双变量资料的直线回归分析（简单线性回归），方程中只有一个自变量和一个因变量（结果变量或反应变量）。多重线性回归分析是简单线性回归的推广，研究的是一个因变量和多个自变量的关系。该模型要求因变量必须是连续型定量变量，自变量类型不限，可以为定量变量、二分类变量或多分类变量，且因变量和自变量之间呈线性关系。本章以下例来说明多重线性回归分析的 SPSS 操作过程。

为研究血液中血红蛋白含量与某些微量元素含量的定量关系，某研究者测量了某地区 30 名 7 岁男童血液中的血红蛋白含量及微量元素钙、镁、铁的含量，数据见表 1-9-1，请分析血红蛋白含量与血液中微量元素含量之间的关系。

表 1-9-1　30 名 7 岁男童血液中的血红蛋白含量与微量元素含量数据（每 100g 含量）

序号	血红蛋白/(g/L)	钙/mg	铁/μg	镁/μg	序号	血红蛋白/(g/L)	钙/mg	铁/μg	镁/μg
1	131.0	18.2	82.6	16.3	16	102.5	17.5	73.4	15.1
2	137.5	13.4	75.2	21.7	17	100.0	15.8	68.8	14.4
3	139.0	16.1	84.1	16.1	18	97.5	12.2	61.4	12.6
4	110.1	17.4	74.6	16.5	19	92.5	13.0	69.6	14.9
5	142.5	14.6	81.8	15.5	20	90.0	12.4	59.3	10.5
6	127.5	11.0	70.8	10.7	21	87.5	15.2	46.4	12.0
7	135.1	13.7	80.3	12.7	22	95.1	13.1	58.4	11.2
8	125.0	13.7	80.3	12.7	23	85.1	13.4	52.4	11.8
9	122.5	21.5	78.8	18.0	24	82.5	12.5	52.4	12.0
10	120.0	15.1	70.6	15.7	25	80.0	16.3	56.0	12.3
11	117.5	13.5	72.6	14.1	26	78.1	14.1	50.7	12.0
12	115.0	15.3	79.8	15.4	27	72.5	22.5	55.9	13.5
13	112.5	15.0	68.6	13.8	28	70.1	11.8	52.8	11.7
14	107.5	18.0	77.1	16.5	29	84.1	14.4	51.7	12.6
15	105.1	13.8	79.1	13.6	30	75.0	16.5	61.6	13.2

【SPSS 操作】

（一）数据录入

打开 SPSS Statistics Data Editor 窗口，定义 5 个变量：id 表示序号，*y* 表示血红蛋白含量，x1 表示钙含量、x2 表示铁含量、x3 表示镁含量，录入数据见图 1-9-1。

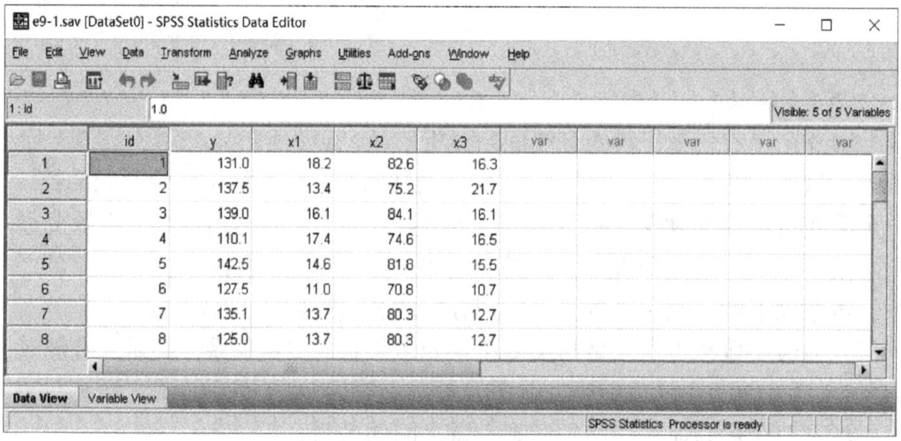
e9-1.sav [DataSet0] - SPSS Statistics Data Editor
File Edit View Data Transform Analyze Graphs Utilities Add-ons Window Help
1 : id
1.0
Visible: 5 of 5 Variables
id y x1 x2 x3 var var var var var
1 1 131.0 18.2 82.6 16.3
2 2 137.5 13.4 75.2 21.7
3 3 139.0 16.1 84.1 16.1
4 4 110.1 17.4 74.6 16.5
5 5 142.5 14.6 81.8 15.5
6 6 127.5 11.0 70.8 10.7
7 7 135.1 13.7 80.3 12.7
8 8 125.0 13.7 80.3 12.7
Data View
Variable View
SPSS Statistics Processor is ready

图 1-9-1　数据的录入

（二）分析

Analyze→Regression→Linear Regression	☞打开 Linear Regression 对话框（图 1-9-2）
Dependent：*y*	☞定义因变量为 *y*
Independent（s）：x1、x2、x3	☞定义自变量为 x_1、x_2、x_3
Method：Enter（默认）	☞选择变量进入模型的方法为强制进入法（Enter），此外还可以选择逐步法（Stepwise）、强制剔除法（Remove）、前进法（Forward）、向后法（Backward）
Statistics	☞打开计算统计量对话框（图 1-9-3）
☑Estimates（默认）	☞计算回归系数及假设检验
☑Confidence intervals Level（%）：95	☞计算回归系数的 95%置信区间
☑Model fit（默认）	☞计算相关系数、决定系数等指标
☑Collinearity diagnostics	☞计算多重共线性诊断的统计量
Continue	☞返回主对话框
Save	☞打开 Save 对话框（图 1-9-4）
☑Studentized	☞保存学生化残差
☑Cook's	☞保存 Cook's 距离
Continue	☞返回主对话框
OK	☞执行分析

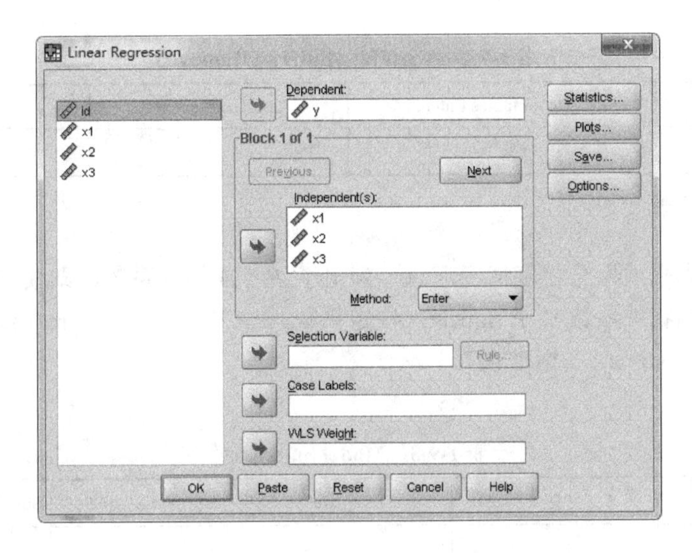

图 1-9-2　Linear Regression 对话框

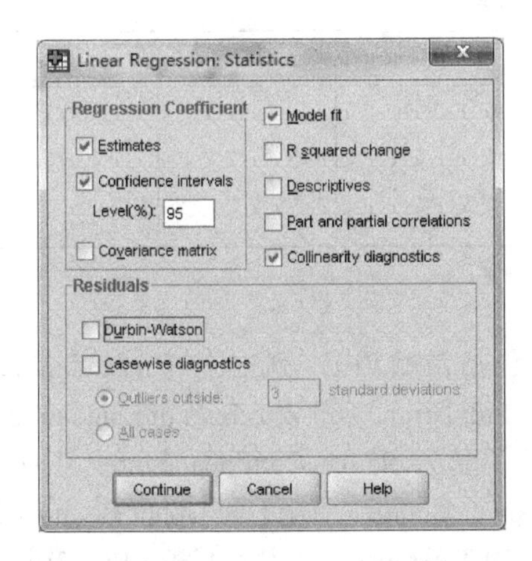

图 1-9-3　计算统计量对话框

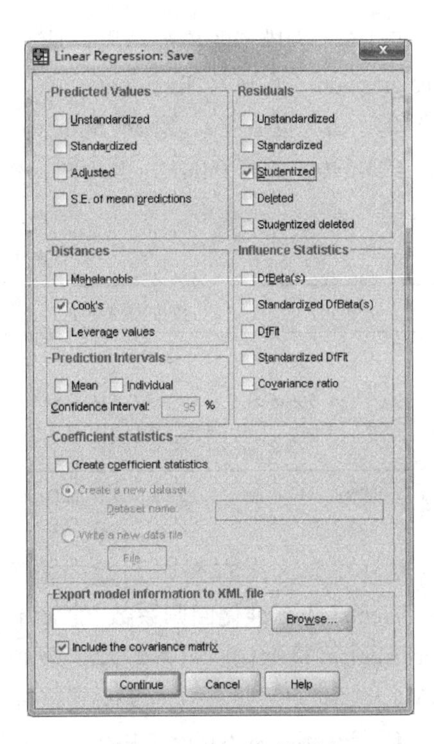

图 1-9-4　Save 对话框

【输出结果】

表 1-9-2 是模型拟合过程中变量进入/退出模型的情况记录，由于我们选择的是 Enter 法拟合模型，因此，这里只有一个模型，即 x_1、x_2、x_3 三个变量全部进入模型。

表 1-9-2 Variables Entered/Removed

Model	Variables Entered	Variables Removed	Method
1	x2，x1，x3[a]	.	Enter

a. All requested variables entered

表 1-9-3 为模型拟合优度情况汇总，列出了 *R*（复相关系数，即模型中所有自变量与因变量之间的相关系数）、*R* Square（决定系数）、Adjusted *R* Square（校正决定系数）、Std. Error of the Estimate（标准误）。

表 1-9-3 Model Summary[b]

Model	R	R Square	Adjusted R Square	Std. Error of the Estimate
1	.892[a]	.795	.772	10.3882

a. Predictors:（Constant），x3，x1，x2；b. Dependent Variable：*y*

表 1-9-4 为模型的检验结果，是一个 ANOVA（方差分析表），列出了变异来源分别为 Regression（回归）、Residual（残差）、Total（*y* 的总变异）、Sum of Squares（离均差平方和）、df（自由度）、Mean Square（均方）、*F*（*F* 值）、Sig.（*P* 值）。本次拟合模型的 $F = 33.696$，$P < 0.001$，整个回归模型有统计学意义。

表 1-9-4 ANOVA[b]

Model		Sum of Squares	df	Mean Square	F	Sig.
1	Regression	10 908.799	3	3 636.266	33.696	.000[a]
	Residual	2 805.794	26	107.915		
	Total	13 714.594	29			

a. Predictors:（Constant），x3，x1，x2；b. Dependent Variable：*y*

表 1-9-5 为所有回归系数的检验结果（包括常数项），列出了 Unstandardized Coefficients（未标准化回归系数）的 *B*（估计值）及 Std. Error（标准误）、Beta of Standardized Coefficients（标准化回归系数）、*t*（*t* 值）、Sig.（*P* 值）、95.0% Confidence Interval（CI）for *B*（未标准化回归系数的 95%置信区间）的 Lower Bound（下限）和 Upper Bound（上限）、Collinearity Statistics（共线性诊断统计量）的 Tolerance（容忍度）和 VIF（方差膨胀因子）。

注意写直线回归方程时要用未标准化的回归系数（*B*），故本次拟合的回归方程为：$\hat{y} = 9.495 - 1.928x_1 + 1.526x_2 + 1.508x_3$。根据 *t* 检验结果判断只有 x_1（钙）和 x_2（铁）有统计学意义，*P* 值分别为 0.026 和<0.001，x_3（镁）无统计学意义。x_1 与 *y* 呈负相关，x_2 与 *y* 呈正相关。从容忍度（Tolerance）和方差膨胀因子（VIF）来看，自变量之间不存在明显的共线性。

表 1-9-5　Coefficients[a]

Model		Unstandardized Coefficients		Standardized Coefficients	t	Sig.	95.0% Confidence Interval for B		Collinearity Statistics	
		B	Std. Error	Beta			Lower Bound	Upper Bound	Tolerance	VIF
1	(Constant)	9.495	14.488		.655	.518	−20.284	39.275		
	x1	−1.928	.819	−.235	−2.354	.026	−3.613	−.244	.788	1.268
	x2	1.526	.214	.811	7.115	.000	1.085	1.967	.605	1.653
	x3	1.508	1.118	.168	1.349	.189	−.790	3.806	.505	1.982

a. Dependent Variable：y

表 1-9-6 也是共线性诊断结果，为进行主成分分析后的 Eigenvalue（特征根）和 Condition Index（条件指数），当条件指数≥10 且对应的 Variance Proportions（方差比）大于 0.5 时，可认为多重共线严重存在。可见，铁（x_2）与镁（x_3）之间存在一定的共线性，它们的方差分量较大。此时可采取措施消除共线性的影响，如剔除方程中无统计学意义的自变量镁（x_3），同时消除共线性的影响。

表 1-9-6　Collinearity Diagnostics[a]

Model	Dimension	Eigenvalue	Condition Index	Variance Proportions			
				(Constant)	x1	x2	x3
1	1	3.954	1.000	.00	.00	.00	.00
	2	.023	13.070	.01	.56	.27	.03
	3	.014	16.774	.77	.11	.00	.31
	4	.009	21.510	.23	.33	.73	.65

a. Dependent Variable：y

进一步采用 Stepwise 法拟合回归模型，得到的模型系数见表 1-9-7，可见只有 x_2 进入模型。

表 1-9-7　Coefficients[a]

Model		Unstandardized Coefficients		Standardized Coefficients	t	Sig.	95.0% Confidence Interval for B		Collinearity Statistics	
		B	Std. Error	Beta			Lower Bound	Upper Bound	Tolerance	VIF
1	(Constant)	−5.413	12.163		−.445	.660	−30.328	19.501		
	x2	1.629	.178	.866	9.179	.000	1.266	1.993	1.000	1.000

a. Dependent Variable：y

表 1-9-8 为残差统计量，给出了 Predicted Value（预测值）、Std. Predicted Value（标准化预测值）、Standard Error of Predicted Value（预测值的标准误）、Adjusted Predicted Value（校正预测值）、Residual（残差）、Std. Residual（标准化残差）、Stud. Residual（学

生化残差）、Deleted Residual（去除某观察值后的残差）、Stud. Deleted Residual（去除某观察值后的学生化残差）、Mahal. Distance（马氏距离）、Cook's Distance（Cook's 距离）和 Centered Leverage Value（杠杆值）。可根据学生化残差和 Cook's 距离来判断离群值和强影响点，学生化残差绝对值>2 时所对应的点可能是离群值，Cook's 距离>0.5 时可认为对应的观测点是回归模型的强影响点。可见本数据有离群值（学生化残差的最小值为 –2.065）和强影响点（Cook's 距离的最大值为 0.695）。进一步查看保存的学生化残差和 Cook's 距离，发现 19 号可能是离群值，2 号可能是强影响点，见图 1-9-5。

表 1-9-8　Residuals Statistics[a]

	Minimum	Maximum	Mean	Std. Deviation	N
Predicted Value	69.081	131.126	104.677	19.3950	30
Std. Predicted Value	–1.835	1.364	.000	1.000	30
Standard Error of Predicted Value	1.931	8.651	3.552	1.355	30
Adjusted Predicted Value	65.611	130.130	103.978	18.9769	30
Residual	–20.5980	18.4189	.0000	9.8362	30
Std. Residual	–1.983	1.773	.000	.947	30
Stud. Residual	–2.065	1.933	.026	1.018	30
Deleted Residual	–22.3363	21.8891	.6990	11.6546	30
Stud. Deleted Residual	–2.214	2.048	.020	1.053	30
Mahal. Distance	.035	19.147	2.900	3.748	30
Cook's Distance	.000	.695	.054	.130	30
Centered Leverage Value	.001	.660	.100	.129	30

a. Dependent Variable：y

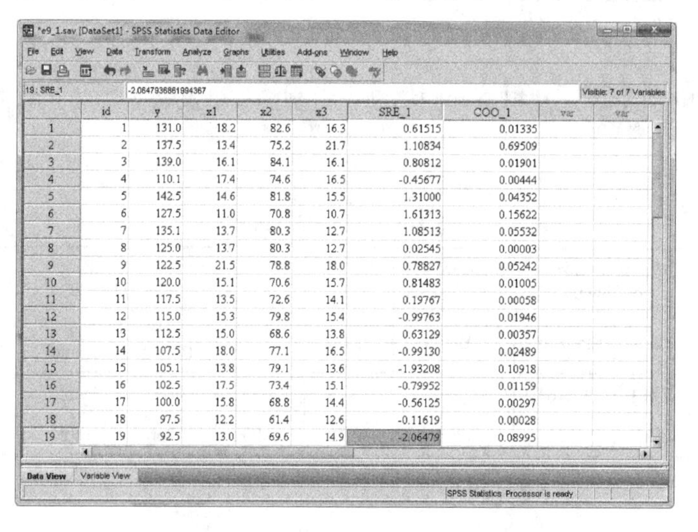

	id	y	x1	x2	x3	SRE_1	COO_1	var	var
1	1	131.0	18.2	82.6	16.3	0.61515	0.01335		
2	2	137.5	13.4	75.2	21.7	1.10834	0.69509		
3	3	139.0	16.1	84.1	16.1	0.80812	0.01901		
4	4	110.1	17.4	74.6	16.5	-0.45677	0.00444		
5	5	142.5	14.6	81.8	15.5	1.31000	0.04352		
6	6	127.5	11.0	70.8	10.7	1.61313	0.15622		
7	7	135.1	13.7	80.3	12.7	1.08513	0.05532		
8	8	125.0	13.7	80.3	12.7	0.02545	0.00003		
9	9	122.5	21.5	78.8	18.0	0.78827	0.05242		
10	10	120.0	15.1	70.6	15.7	0.81483	0.01005		
11	11	117.5	13.5	72.6	14.1	0.19767	0.00058		
12	12	115.0	15.3	79.8	15.4	-0.99763	0.01946		
13	13	112.5	15.0	68.6	13.8	0.63129	0.00357		
14	14	107.5	18.0	77.1	16.5	-0.99130	0.02489		
15	15	105.1	13.8	79.1	13.6	-1.93208	0.10918		
16	16	102.5	17.5	73.4	15.1	-0.79952	0.01159		
17	17	100.0	15.8	68.8	14.4	-0.56125	0.00297		
18	18	97.5	12.2	61.4	12.6	-0.11619	0.00028		
19	19	92.5	13.0	69.6	14.9	-2.06479	0.08995		

图 1-9-5　保存的学生化残差和 Cook's 距离

（张俊辉）

第十章　Logistic 回归分析

第九章介绍了因变量为连续型定量变量时的多重线性回归分析，但是在很多情况下，因变量常常是分类变量，如疾病的治愈或死亡，疾病的发生或不发生，某项指标的阳性或阴性，此时影响因素和结果变量之间不再是线性关系，不宜采用多重线性回归分析，而应该用本章所介绍的 Logistic 回归分析。Logistic 回归分析是用于分析因变量为分类变量资料最常用的方法，该模型的自变量类型不限，可以为定量变量、二分类变量或多分类变量。根据因变量的类型不同可分为二分类 Logistic 回归、无序多分类 Logistic 回归、有序多分类 Logistic 回归，本章仅以下例介绍最常用的二分类 Logistic 回归分析。

为了解医学生睡眠质量的影响因素，某研究者采用自制的睡眠质量调查表于 2014 年 5 月收集了某医学院校大学三年级学生的睡眠情况资料，部分变量见表 1-10-1。试分析医学生睡眠质量的影响因素。

表 1-10-1　某医学院校大学三年级学生的睡眠质量情况

序号	睡眠质量	性别	健康状况	专业	序号	睡眠质量	性别	健康状况	专业
1	好	女	好	临床	18	好	女	中	预防
2	差	男	中	临床	19	差	男	好	影像
3	差	女	好	影像	20	好	女	好	麻醉
4	好	女	中	临床	21	好	男	好	预防
5	好	男	中	影像	22	好	男	好	临床
6	差	男	中	麻醉	23	好	女	中	临床
7	差	男	中	预防	24	好	女	好	影像
8	差	女	中	临床	25	差	男	中	影像
9	好	女	好	麻醉	26	好	女	中	麻醉
10	差	男	中	影像	27	好	男	好	麻醉
11	好	女	好	预防	28	好	女	中	预防
12	差	男	好	临床	29	差	男	中	临床
13	好	男	好	影像	30	好	女	中	影像
14	好	女	好	麻醉	31	好	女	差	临床
15	好	女	好	预防	32	好	男	中	麻醉
16	好	女	中	临床	33	好	男	中	预防
17	好	男	好	临床	34	好	女	中	临床

续表

序号	睡眠质量	性别	健康状况	专业	序号	睡眠质量	性别	健康状况	专业
35	好	女	中	影像	39	好	女	好	影像
36	好	男	中	麻醉	40	好	女	好	麻醉
37	好	女	好	预防	41	差	男	中	预防
38	好	女	好	临床	42	差	男	差	临床

【SPSS 操作】

（一）数据录入

打开 SPSS Statistics Data Editor 窗口，定义 5 个变量并赋值（id 表示序号，不用于数据分析），见表 1-10-2，录入数据见图 1-10-1。

表 1-10-2　变量的含义及赋值方法

变量名	含义	量化值			
id	序号	自然数			
y	睡眠质量	1 = 好	0 = 差		
gender	性别	1 = 男	0 = 女		
health	健康状况	1 = 好	2 = 中	3 = 差	
specialty	专业	1 = 临床	2 = 影像	3 = 麻醉	4 = 预防

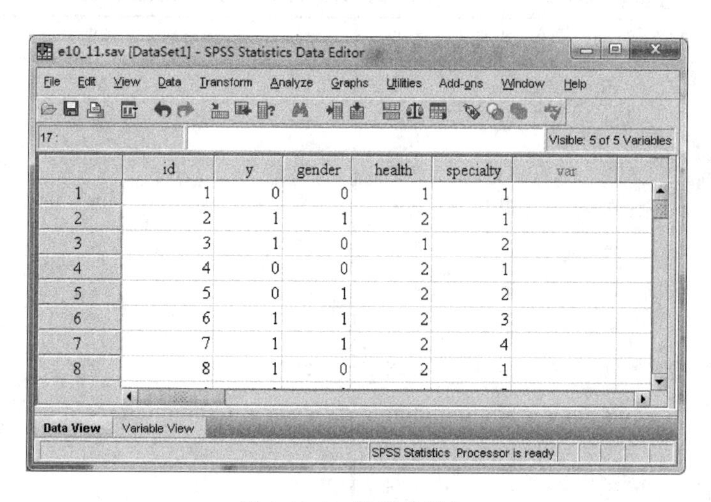

图 1-10-1　数据的录入

（二）分析

Analyze→Regression→Logistic Regression　　☞打开 Logistic Regression 对话框（图 1-10-2）

🖱 Dependent：*y*	☞定义因变量为 *y*
🖱 Covariates：gender，health，specialty	☞定义自变量为 gender、health、specialty
🖱 Method：Enter（默认）	☞选择变量进入模型的方法为强制进入法（Enter 法）
🖱 Define Categorical Variables	☞打开定义哑变量对话框，设置哑变量（图 1-10-3）
🖱 Categorical Covariates：specialty	☞将无序多分类变量 specialty 设为哑变量
🖱 Contrast：Indicator（默认）	☞以默认的 Indicator 作为对照
🖱 Reference Category：🖱 ⊙First	☞以第一类（First）作为参照
🖱 Change	☞确认哑变量产生
🖱 Continue	☞返回主对话框
🖱 Options	☞打开 Options 对话框（图 1-10-4）
🖱 ☑ CI for exp（*B*）	☞计算 OR 值的 95%置信区间
🖱 Continue	☞返回主对话框
🖱 OK	☞执行分析

本例的自变量有二分类变量 gender、有序多分类变量 health、无序多分类变量 specialty，其中无序多分类变量以哑变量形式纳入模型，因此采用 Categorical 定义哑变量。有序多分类变量 health 是以分组线性变量还是哑变量形式纳入，需依据似然比结果来判断，即将变量 health 分别以分组线性变量和哑变量形式拟合模型①和模型②，计算两个模型对数似然函数的负二倍值（$-2\ln L$）之差，根据两模型拟合优度提高的似然比统计量 G（近似服从自由度为 p_2-p_1 的卡方分布，p_2 和 p_1 分别为模型①、②的自变量个数）是否有统计学意义，判断变量纳入模型的形式：如果无统计学意义，以分组线性变量形式纳入模型，否则以哑变量形式纳入模型。本例变量 health 经似然比检验无统计学意义，因此以分组线性变量形式纳入模型。

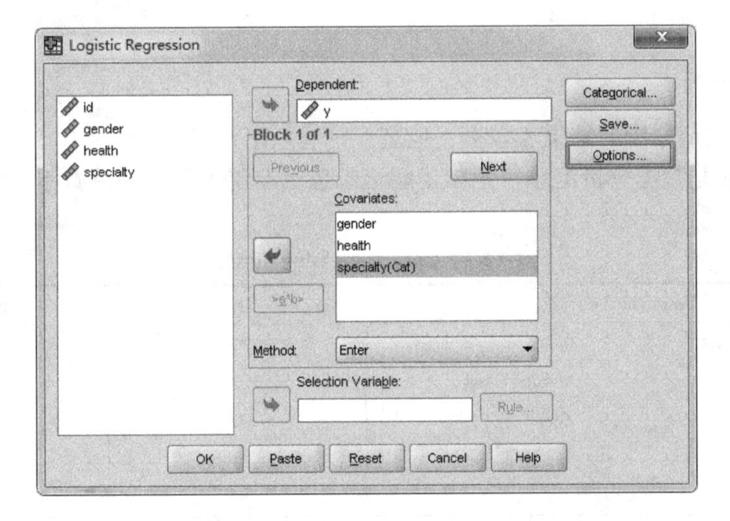

图 1-10-2 Logistic Regression 对话框

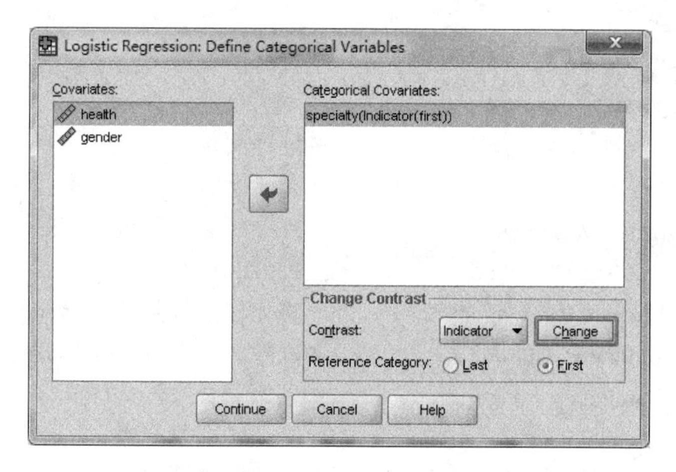

图 1-10-3　定义哑变量对话框

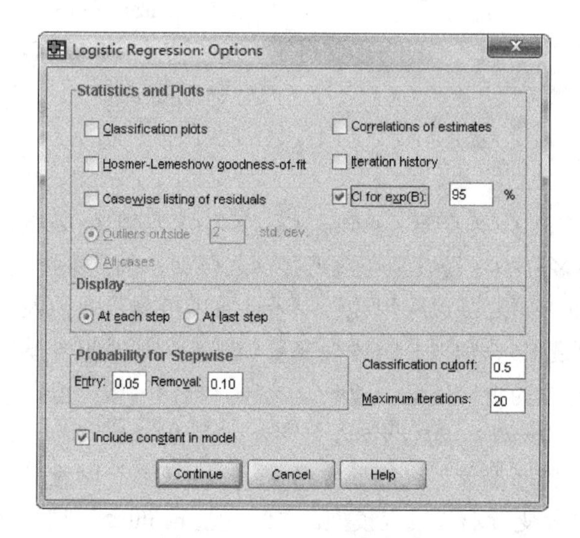

图 1-10-4　Options 对话框

【输出结果】

Logistic 回归分析的结果表较多，但重点是看以下几张表。

表 1-10-3 是数据分析汇总，用以了解记录总数及用于分析的总数等。

表 1-10-3　Case Processing Summary

Unweighted Cases[a]		N	Percent
Selected Cases	Included in Analysis	42	100.0
	Missing Cases	0	.0
	Total	42	100.0
Unselected Cases		0	.0
Total		42	100.0

a. If weight is in effect，see classification table for the total number of cases

表 1-10-4 是哑变量的设置情况表，以了解哑变量的设置情况。本例中有 1 个哑变量，即 specialty。

表 1-10-4 Categorical Variables Codings

		Frequency	Parameter coding		
			（1）	（2）	（3）
specialty	1	14	.000	.000	.000
	2	10	1.000	.000	.000
	3	9	.000	1.000	.000
	4	9	.000	.000	1.000

表 1-10-5 是拟合的模型结果表（Enter 法），列出了模型中各自变量的名称、*B*（偏回归系数值）、S. E.（标准误）、Wald（Wald 卡方值）、df（自由度）、Sig.（*P* 值）、Exp（*B*）（OR 值）及其 95% CI for EXP（*B*）（95%置信区间）的 Lower（下限）和 Upper（上限）。

表 1-10-5 Variables in the Equation

		B	S. E.	Wald	df	Sig.	Exp（B）	95% CI for EXP（B）	
								Lower	Upper
Step 1[a]	gender	2.799	1.008	7.715	1	.005	16.430	2.279	118.424
	health	1.152	.794	2.103	1	.147	3.165	.667	15.018
	specialty			2.911	3	.406			
	specialty（1）	.256	1.079	.056	1	.812	1.292	.156	10.711
	specialty（2）	−1.995	1.393	2.050	1	.152	.136	.009	2.087
	specialty（3）	−.967	1.199	.651	1	.420	.380	.036	3.988
	Constant	−4.056	1.775	5.224	1	.022	.017		

a. Variable（s）entered on step 1：gender，health，specialty

表 1-10-6 是采用逐步回归法（Forward：LR）得到的模型结果，可见只有 gender 有统计学意义，其回归系数（*B*）为 2.457，*P* 值（Sig.）为 0.005，OR 值［Exp（*B*）］为 11.667，其 95%置信区间［95% CI for EXP（*B*）］为（2.116，64.326）。

表 1-10-6 Variables in the Equation

		B	S. E.	Wald	df	Sig.	Exp（B）	95% CI for EXP（B）	
								Lower	Upper
Step 1[a]	gender	2.457	.871	7.955	1	.005	11.667	2.116	64.326
	Constant	−2.351	.740	10.096	1	.001	.095		

a. Variable（s）entered on step 1：gender

Logistic 回归分析的结果，要特别注意对指标的正确理解和解释，特别是 OR 值的意义，由于变量设置的不同，其计算结果可能会有很大的差别，因此，要结合专业对结果进行准确而客观的报告。

（张俊辉）

第十一章　常用统计图

提要

1. 条图（bar graph）
2. 圆图（pie graph）
3. 线图（line graph）
4. 散点图（scatter diagram）

第一节　条　　图

例 1-11-1　　请将表 1-11-1 的资料绘成单式条图。

表 1-11-1　某地区 2000 年三种疾病的死亡率

疾病	死亡率（每 10 万人）
肺结核	163.2
心脏病	72.5
恶性肿瘤	57.2

【SPSS 操作】

（一）数据录入

打开 SPSS Statistics Data Editor 窗口，定义 2 个变量：*D*（疾病：1 为肺结核，2 为心脏病，3 为恶性肿瘤），*p*（死亡率），录入数据见图 1-11-1。

（二）分析

Graphs→Legacy Dialogs→Bar Charts	☞打开条图对话框（图 1-11-2）
Simple	☞选择单式条图
Define	☞定义单式条图（图 1-11-3）

Bars Represent：⊙Other statistic

Variable：选入变量 p　　☞定义纵轴变量 p

Category Axis：选入变量 D　　☞定义横轴变量 D

OK　　☞执行分析

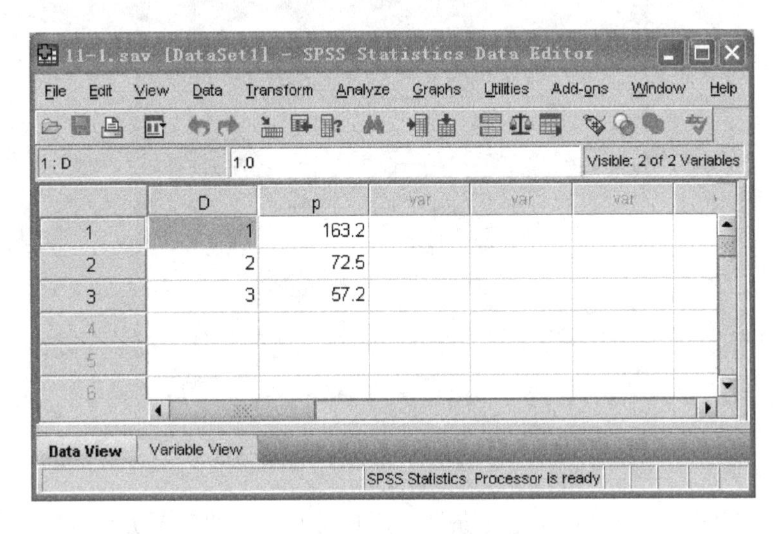

图 1-11-1　数据的录入

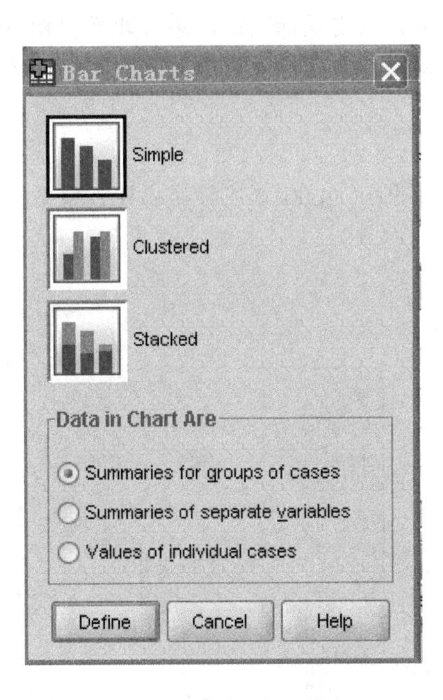

图 1-11-2　条图对话框

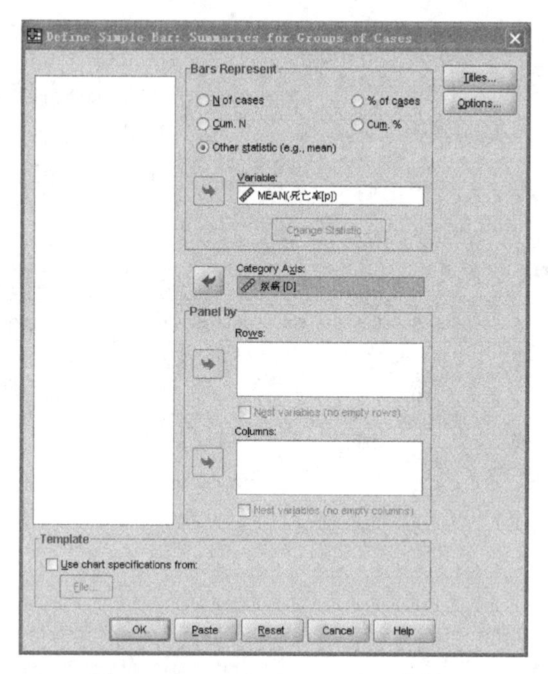

图 1-11-3　Define Simple Bar 对话框

注：系统在统计结果窗口中输出条图。用户可对输出的条图进行编辑。用户想对图中的哪一部位（如标题、纵横轴的尺度与标目、统计图的色彩或花纹等）进行编辑，只需将鼠标箭头指向这一部位并双击鼠标左键，系统即弹出相应的编辑对话框，下面各节统计图的编辑方法也基本相同，本章后面几节对此内容的介绍从略。

【输出结果】

图 1-11-4 为经编辑后某地区 2000 年三种疾病死亡率单式条图。从图中可见，肺结核的死亡率最高。

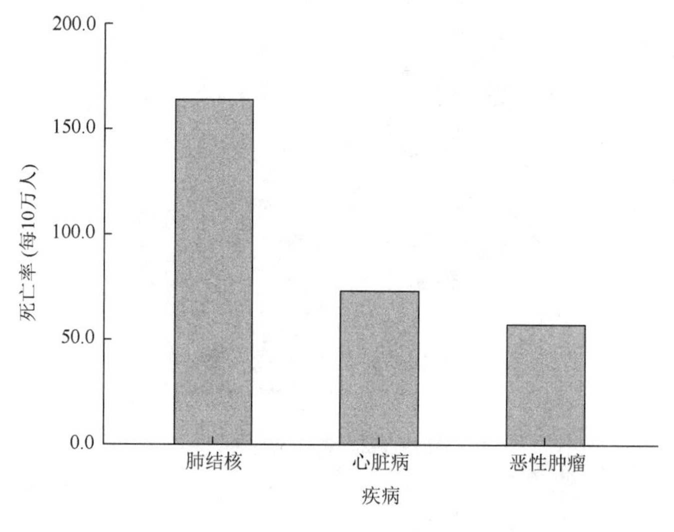

图 1-11-4　某地区 2000 年三种疾病死亡率单式条图

例 1-11-2　请将表 1-11-2 资料绘成复式条图。

表 1-11-2　某地区 2000 年和 2010 年三种疾病的死亡率（每 10 万人）

疾病	2000 年	2010 年
肺结核	163.2	27.4
心脏病	72.5	83.6
恶性肿瘤	57.2	178.2

【SPSS 操作】

（一）数据录入

打开 SPSS Statistics Data Editor 窗口，定义 3 个变量：Y（年份），D（疾病：1 为肺结核，2 为心脏病，3 为恶性肿瘤），p（死亡率），录入数据见图 1-11-5。

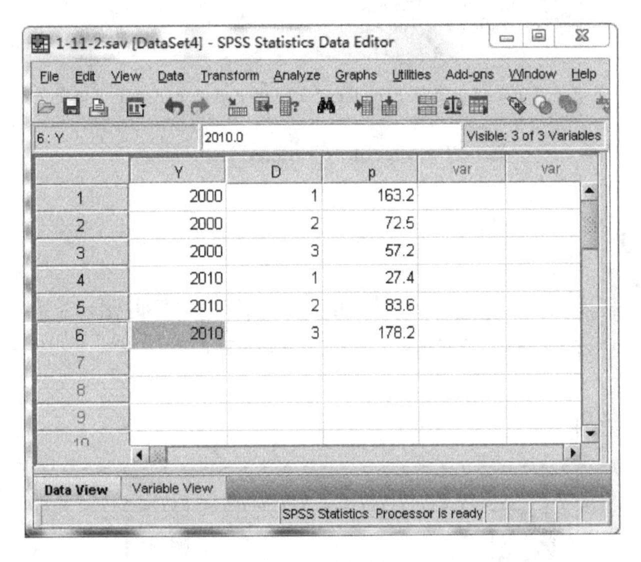

图 1-11-5　数据的录入

（二）分析

Graphs→Legacy Dialogs→Bar Charts	☞打开条图对话框（图 1-11-2）
Clustered	☞选择复式条图
Define	☞定义复式条图（图 1-11-6）
Bars Represent：⊙ Other statistic	
Variable：选入变量 p	☞定义纵轴变量 p
Category Axis：选入变量 Y	☞定义横轴变量 Y
Define Clusters by：选入变量 D	☞定义簇变量 D
OK	☞执行分析

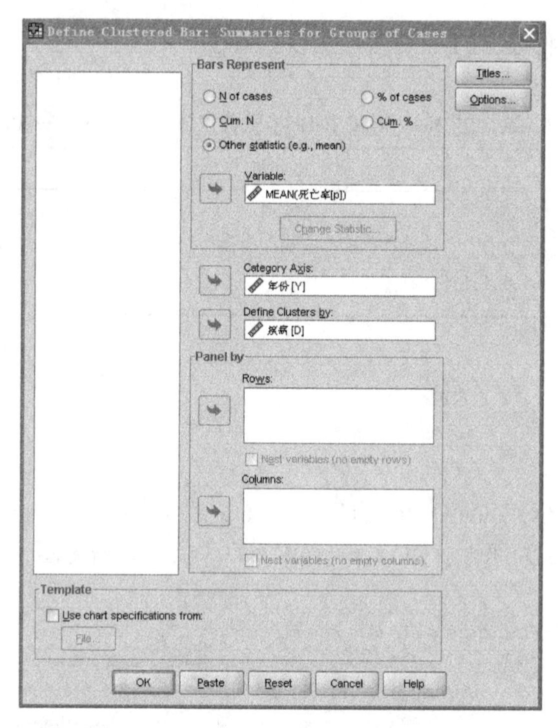

图 1-11-6 Define Clustered Bar 对话框

【输出结果】

图 1-11-7 为经编辑后某地区 2000 年和 2010 年三种疾病死亡率的复式条图。从图中可见，肺结核的死亡率有降低的趋势，恶性肿瘤有升高的趋势。

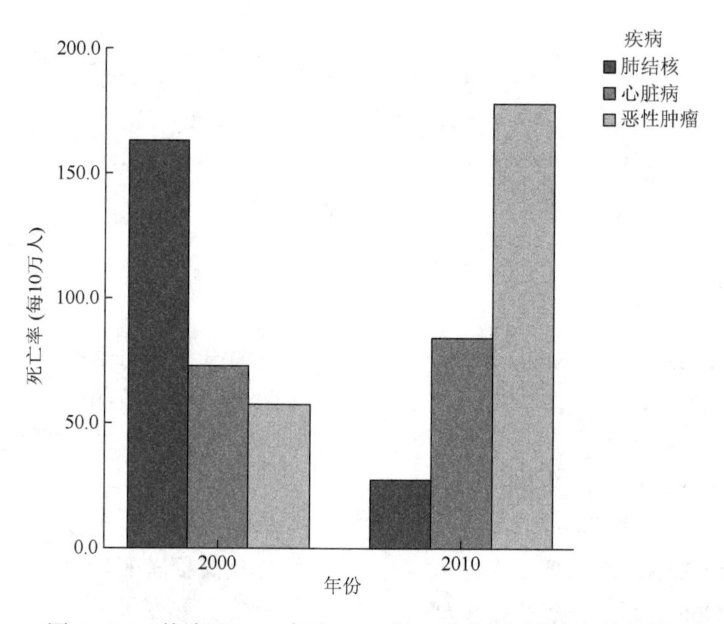

图 1-11-7 某地区 2000 年和 2010 年三种疾病死亡率复式条图

第二节　圆　　图

例 1-11-3　　请将表 1-11-3 的资料绘成圆图。

表 1-11-3　某地区某年性病传播途径分布情况

传播途径	病例数	构成比/%
非婚姻性接触	413 303	72.06
配偶传播	103 064	17.97
其他传播	57 174	9.97

【SPSS 操作】

（一）数据录入

打开 SPSS Statistics Data Editor 窗口，定义 2 个变量：*D*（传播途径：1 为非婚姻性接触，2 为配偶传播，3 为其他传播），*N*（病例数），录入数据见图 1-11-8。

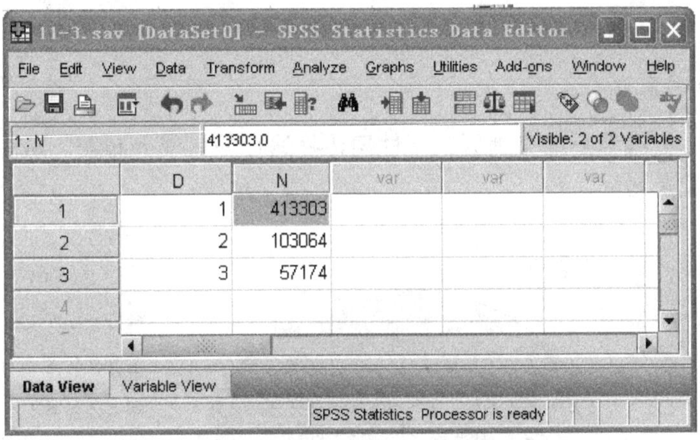

图 1-11-8　数据的录入

（二）分析

Graphs→Legacy Dialogs→Pie Charts	☞打开圆图对话框（图 1-11-9）
Define	☞定义圆图变量（图 1-11-10）
Slices Represent：⊙ Sum of variable	
Variable：选入变量 *N*	☞定义扇形大小变量 *N*
Define Slices by：选入变量 *D*	☞定义扇形分类变量 *D*
OK	☞执行分析

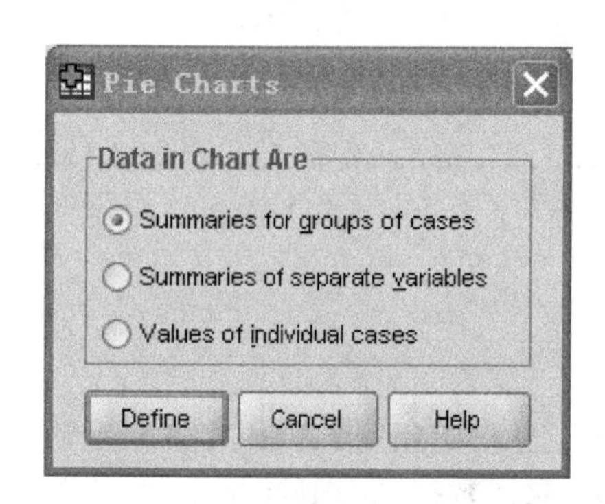

图 1-11-9 圆图对话框

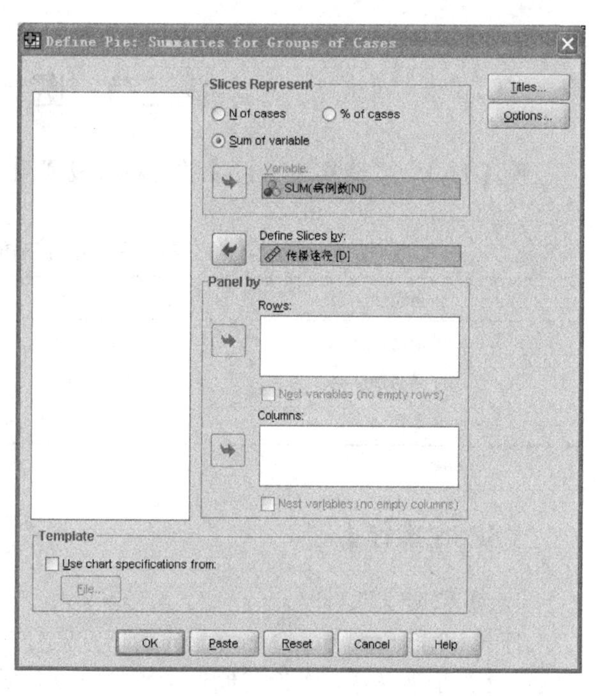

图 1-11-10 Define Pie 对话框

【输出结果】

图 1-11-11 为编辑后的某地区某年性病传播途径的构成分布图。从图中可见，非婚姻性接触所占比重最大。

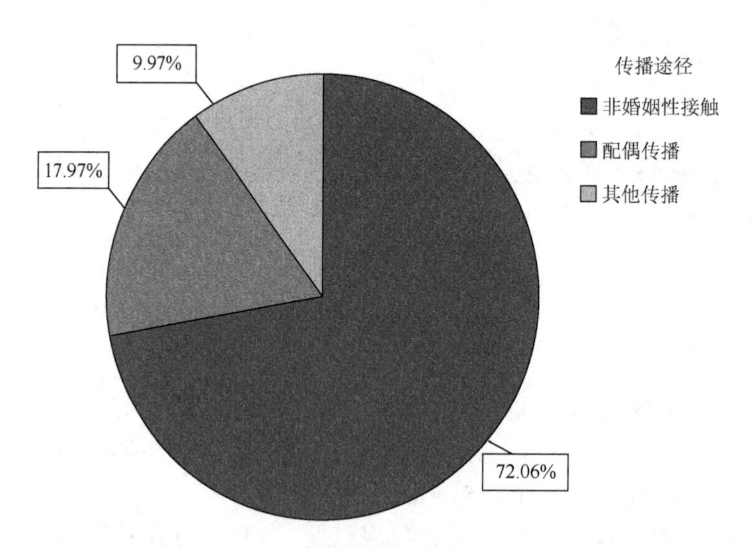

图 1-11-11 某地区某年性病传播途径的构成分布圆图

第三节　线　　图

例 1-11-4　请将表 1-11-4 资料绘成线图。

表 1-11-4　某市某年男女学生不同年龄的身高均数　（单位：cm）

年龄组/岁	男	女
7～	115.41	115.51
8～	118.33	117.53
9～	122.16	121.66
10～	129.48	125.94
11～	129.64	131.76
12～	135.50	138.26
13～	138.36	141.17
14～	145.14	147.21
15～	150.84	150.03
16～	154.70	153.06
17～18	161.90	156.63

【SPSS 操作】

（一）数据录入

打开 SPSS Statistics Data Editor 窗口，定义 3 个变量：age（年龄），height（身高均数），sex（性别：1 为男，2 为女），录入数据见图 1-11-12。

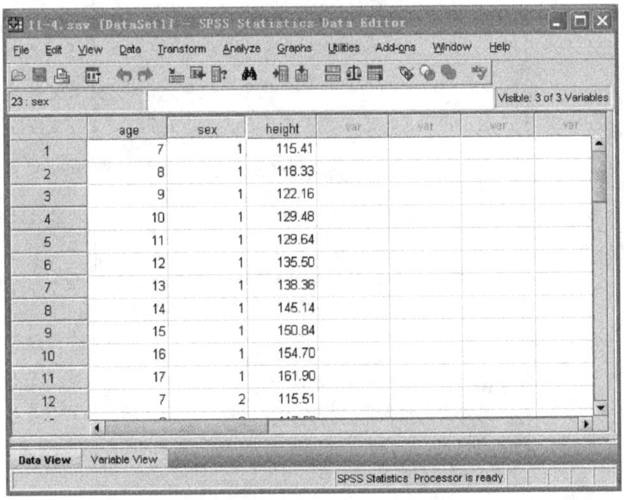

11-4.sav [DataSet1] - SPSS Statistics Data Editor

	age	sex	height
1	7	1	115.41
2	8	1	118.33
3	9	1	122.16
4	10	1	129.48
5	11	1	129.64
6	12	1	135.50
7	13	1	138.36
8	14	1	145.14
9	15	1	150.84
10	16	1	154.70
11	17	1	161.90
12	7	2	115.51

图 1-11-12　数据的录入

（二）分析

🖱 Graphs→Legacy Dialogs→Line Charts	☞打开线图对话框（图 1-11-13）
🖱 Multiple	☞选择多条线图
🖱 Define	☞定义多条线图（图 1-11-14）
🖱 Lines Represent：🖱 ⊙Other statistic	
🖱 Variable：选入变量 height	☞定义纵轴变量 height
🖱 Category Axis：选入变量 age	☞定义横轴变量 age
🖱 Define Lines by：选入变量 sex	☞定义分层变量 sex
🖱 OK	☞执行分析

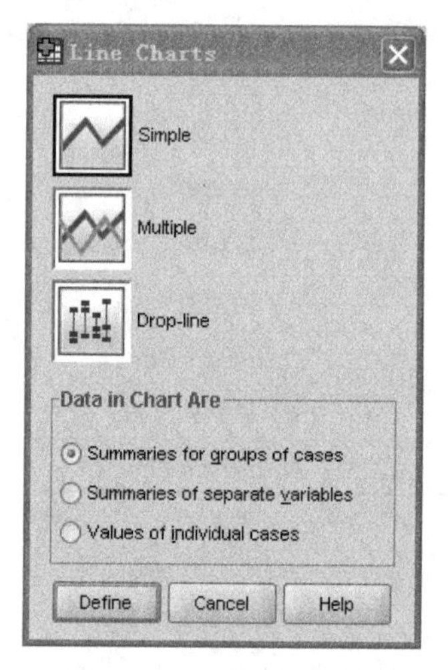

图 1-11-13　线图对话框

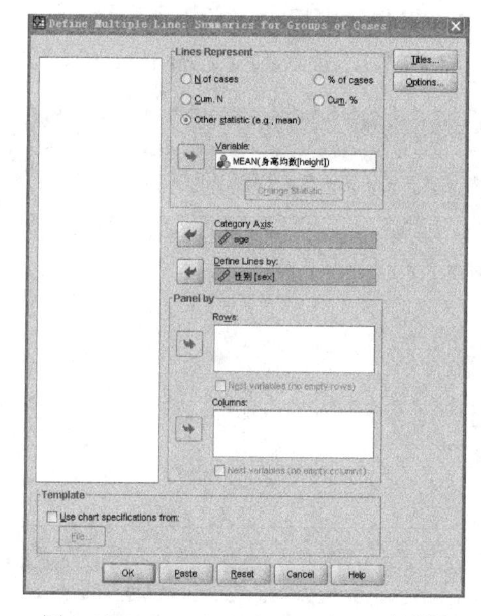

图 1-11-14　Define Multiple Line 对话框

【输出结果】

图 1-11-15 为某市某年男女学生不同年龄的身高均数线图，从图中可以看出，男女学生均随着年龄增加，身高逐渐增加。在 11～14 岁，女生的平均身高高于男生，其他年龄段则男生高于女生。

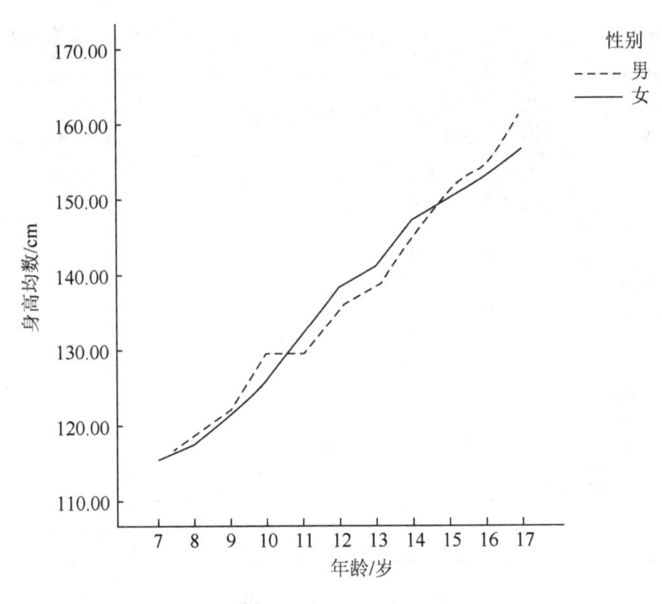

图 1-11-15　某市某年男女学生不同年龄的身高均数线图

第四节　散　点　图

例 1-11-5　　请将表 1-11-5 资料绘成散点图。

表 1-11-5　10 名 3 岁男童的体重与体表面积

编号	体重/kg	体表面积/m^2
1	11.0	5.283
2	11.8	5.299
3	12.0	5.358
4	12.3	5.292
5	13.1	5.602
6	13.7	6.014
7	14.4	5.830
8	14.9	6.102
9	15.2	6.075
10	16.0	6.411

【SPSS 操作】

（一）数据录入

打开 SPSS Statistics Data Editor 窗口，定义 3 个变量：*N*（编号），*X*（体重），*Y*（体表面积），录入数据见图 1-11-16。

	N	X	Y
1	1	11.0	5.283
2	2	11.8	5.299
3	3	12.0	5.358
4	4	12.3	5.292
5	5	13.1	5.602
6	6	13.7	6.014
7	7	14.4	5.830
8	8	14.9	6.102
9	9	15.2	6.075
10	10	16.0	6.411

图 1-11-16　数据的录入

（二）分析

Graphs→Legacy Dialogs→Scatter/Dot	☞打开散点图对话框（图 1-11-17）
Simple Scatter	☞选择单层散点图
Define	☞定义单层散点图（图 1-11-18）
Y Axis：选入变量 *Y*	☞定义纵轴变量 *Y*
X Axis：选入变量 *X*	☞定义横轴变量 *X*
OK	☞执行分析

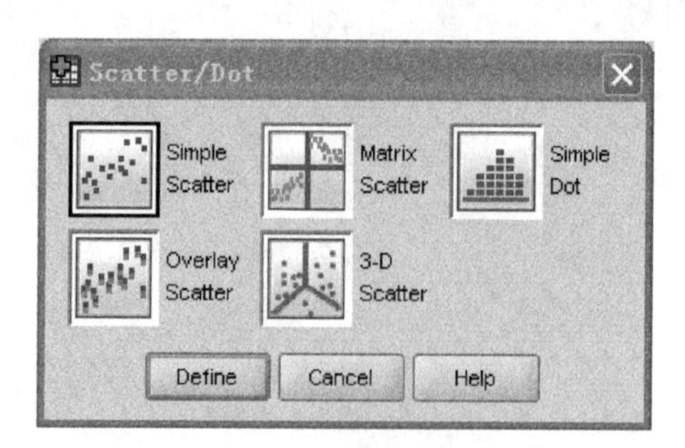

图 1-11-17　散点图对话框

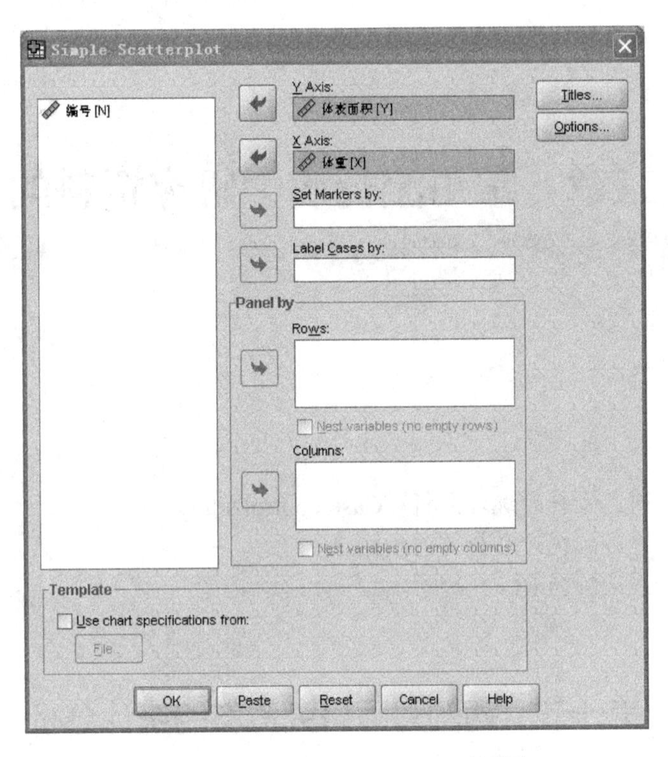

图 1-11-18　Simple Scatterplot 对话框

【输出结果】

由图 1-11-19 可见，体表面积随体重的增加有增大的趋势。

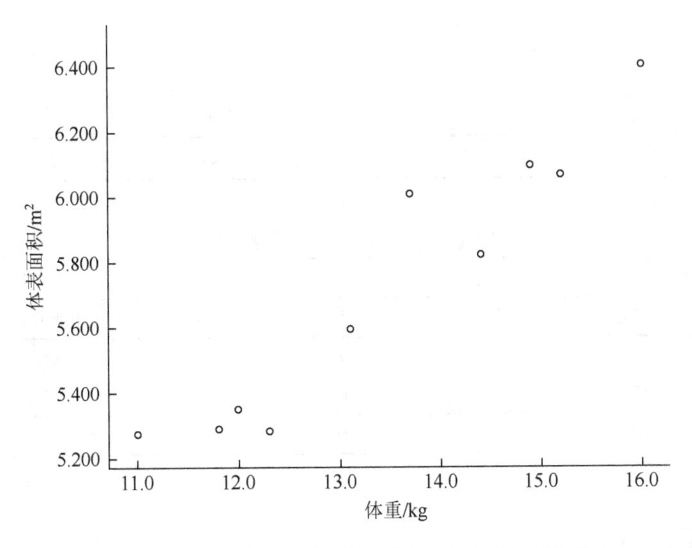

图 1-11-19　10 名 3 岁男童体重与体表面积的散点图

（刘　娅）

第十二章　常用流行病学研究资料的分析

提要

1. 病例对照研究资料的统计分析（Case-control study）
2. 队列研究资料的统计分析（Cohort study）
3. 筛检、诊断试验的 ROC 分析

第一节　病例对照研究资料的统计分析

例 1-12-1（非配比分层列联表资料）　关于口服避孕药（OC）与心肌梗死（MI）的病例对照研究结果见表 1-12-1 和表 1-12-2。问口服避孕药（OC）与心肌梗死（MI）有没有关联？年龄是不是该研究的混杂因素？

表 1-12-1　口服避孕药（OC）与心肌梗死（MI）的病例对照研究资料

	病例	对照	合计
未服 OC	114	154	268
服 OC	39	24	63
合计	153	178	331

表 1-12-2　按年龄分层的结果

	＜40 岁			≥40 岁		
	服 OC	未服 OC	合计	服 OC	未服 OC	合计
病例	21	26	47	18	88	106
对照	17	59	76	7	95	102
合计	38	85	123	25	183	208

【SPSS 操作】

（一）数据录入

打开 SPSS Statistics Data Editor 窗口，点击 Variable View，定义 4 个变量：age 表示年龄

（1 为＜40 岁，2 为≥40 岁），case 表示患病情况（1 为病例，0 为对照），OC 表示服药情况（1 为有服药史，0 为无服药史），*f* 表示例数；再点击 Data View，录入数据见图 1-12-1。

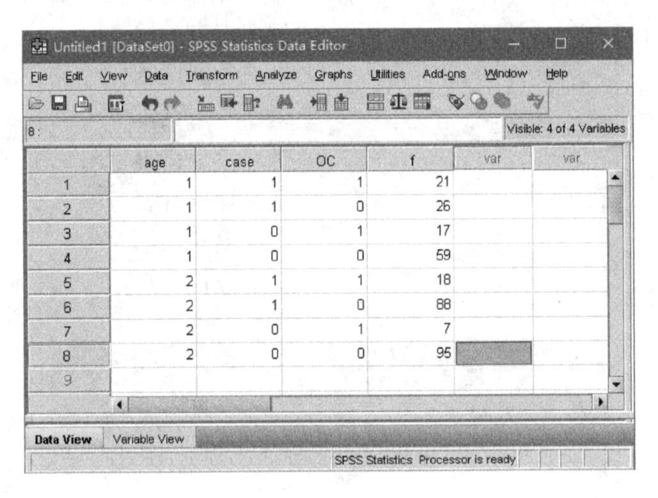

图 1-12-1　数据的录入

（二）分析

⩥ Data→Weight Cases	☞打开定义权重对话框（图 1-12-2）
⩥ ⊙Weight cases by	
⩥ Frequency Variable：*f*	☞将变量 *f* 设为权重
⩥ OK	☞提交运行

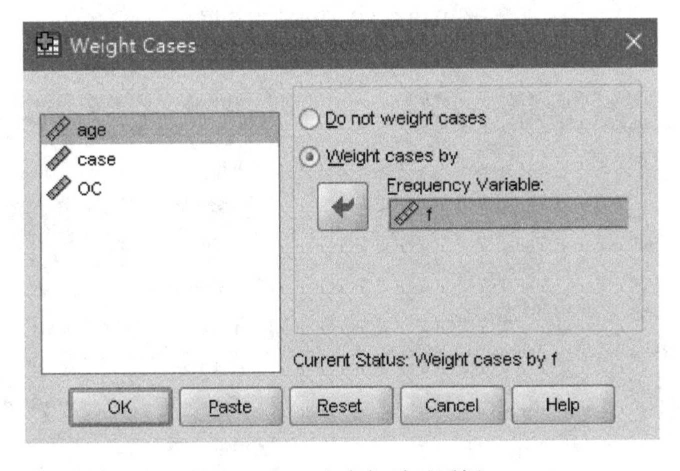

图 1-12-2　定义权重对话框

1. 病例对照研究资料的不分层分析

⩥ Analyze→Descriptive Statistics→Crosstabs	☞打开 Crosstabs 对话框（图 1-12-3）
⩥ Row（s）：case	☞定义行变量为 case

Column（s）：OC	☞定义列变量为 OC
Statistics	☞打开计算统计量对话框（图 1-12-4）
☑Chi-square	☞勾选卡方检验
☑Risk	☞勾选危险度指标
Continue	☞返回主对话框
Cell Display	☞打开单元格显示对话框（图 1-12-5）
Percentages：☑Row	☞定义输出行百分比
Continue	☞返回主对话框
OK	☞执行分析

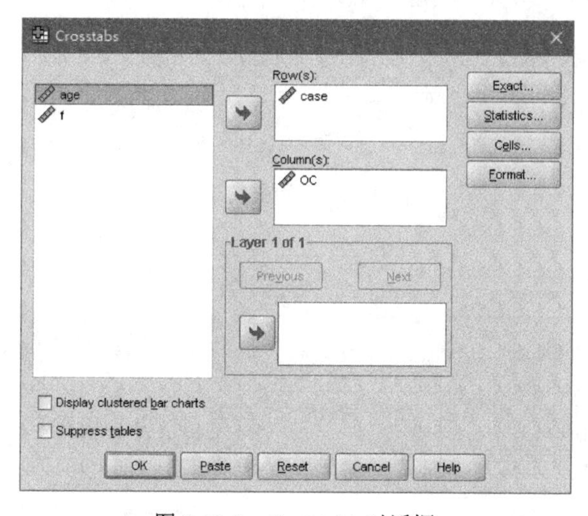

图 1-12-3　Crosstabs 对话框

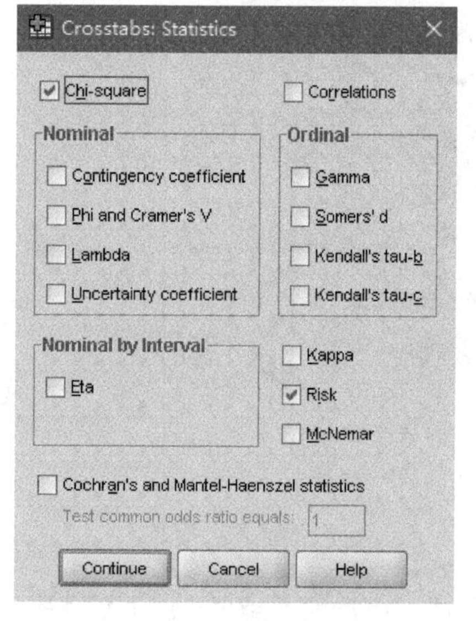

图 1-12-4　计算统计量对话框

图 1-12-5　单元格显示对话框

【输出结果】

表 1-12-3 为 SPSS 输出的非配比不分层资料分析的四格表。

表 1-12-3　case*OC Crosstabulation

			OC		Total
			0	1	
case	0	Count	154	24	178
		% within case	86.5%	13.5%	100.0%
	1	Count	114	39	153
		% within case	74.5%	25.5%	100.0%
Total		Count	268	63	331
		% within case	81.0%	19.0%	100.0%

表 1-12-4 为不分层 χ^2 检验结果：$\chi^2 = 7.697$，$P = 0.006$，说明 MI 病例组与对照组之间 OC 服用史的比例差异有统计学意义，从表 1-12-3 中可以看出，MI 病例组有服 OC 史的患者比例（25.5%）多于对照组（13.5%）。

表 1-12-4　Chi-Square Tests

	Value	df	Asymp. Sig.(2-sided)	Exact Sig.（2-sided）	Exact Sig.（1-sided）
Pearson Chi-Square	7.697[a]	1	.006		
Continuity Correction[b]	6.938	1	.008		
Likelihood Ratio	7.708	1	.005		
Fisher's Exact Test				.007	.004
Linear-by-Linear Association	7.674	1	.006		
N of Valid Cases	331				

a. 0 cells（.0%）have expected count less than 5. The minimum expected count is 29.12；b. Computed only for a 2×2 table

表 1-12-5 为非配比不分层病例对照研究资料的 OR，为 2.195，其 95%CI 为（1.250，3.855），表明服 OC 可能是 MI 的危险因素，服 OC 患者心肌梗死的危险性是未服 OC 的 2.195 倍。

表 1-12-5　Risk Estimate

	Value	95% Confidence Interval	
		Lower	Upper
Odds Ratio for case（0/1）	2.195	1.250	3.855
For cohort OC = 0	1.161	1.041	1.295
For cohort OC = 1	.529	.334	.838
N of Valid Cases	331		

2. 病例对照研究资料的分层分析

Analyze→Descriptive Statistics→Crosstabs	☞打开 Crosstabs 对话框（图 1-12-6）
Row（s）：case	☞定义行变量为 case
Column（s）：OC	☞定义列变量为 OC
Layer 1 of 1：age	☞定义分层变量为 age
Statistics	☞打开计算统计量对话框（图 1-12-7）
☑Chi-square	☞勾选卡方检验
☑Risk	☞勾选危险度指标
☑Cochran's and Mantel-Haenszel statistics	☞勾选 M-H 分层分析
Continue	☞返回主对话框
OK	☞执行分析

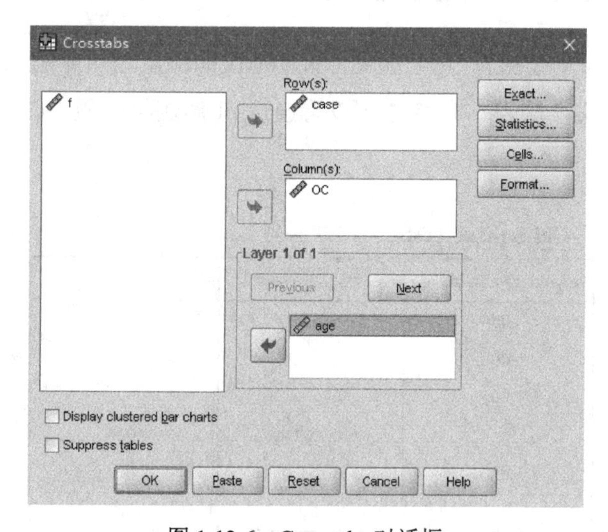

图 1-12-6　Crosstabs 对话框

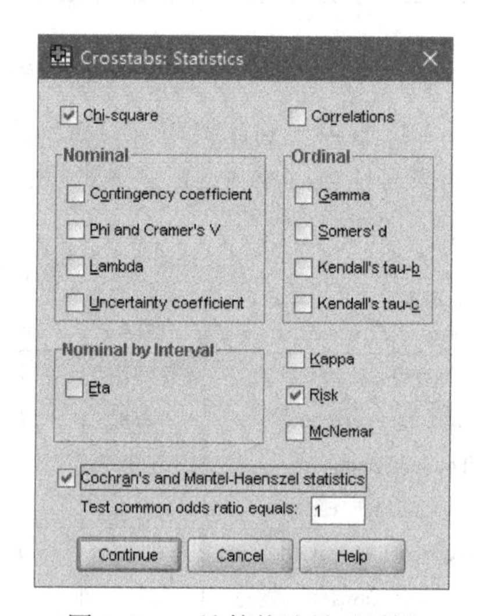

图 1-12-7　计算统计量对话框

【输出结果】

表 1-12-6 为分层分析的卡方检验结果，<40 岁组和≥40 岁组的 χ^2 值分别为 6.772 和 5.033；P 值分别为 0.009 和 0.025。

表 1-12-6　Chi-Square Tests

age		Value	df	Asymp. Sig.（2-sided）	Exact Sig.（2-sided）	Exact Sig.（1-sided）
1	Pearson Chi-Square	6.772[a]	1	.009		
	Continuity Correction[b]	5.767	1	.016		
	Likelihood Ratio	6.674	1	.010		
	Fisher's Exact Test				.015	.008

续表

age		Value	df	Asymp. Sig.（2-sided）	Exact Sig.（2-sided）	Exact Sig.（1-sided）
1	Linear-by-Linear Association	6.717	1	.010		
	N of Valid Cases	123				
2	Pearson Chi-Square	5.033[c]	1	.025		
	Continuity Correction[b]	4.121	1	.042		
	Likelihood Ratio	5.201	1	.023		
	Fisher's Exact Test				.032	.020
	Linear-by-Linear Association	5.009	1	.025		
	N of Valid Cases	208				

a. 0 cells（.0%）have expected count less than 5. The minimum expected count is 14.52；b. Computed only for a 2×2 table；c. 0 cells（.0%）have expected count less than 5. The minimum expected count is 12.26

表 1-12-7 为各层OR 及其 95%CI，结果表明：按年龄分层，<40 岁时， OR＝2.803；≥40 岁时， OR＝2.776。不分层OR 值小于分层后OR 值，说明年龄可能有混杂作用，弱化了口服 OC 导致 MI 的危险性。

表 1-12-7　Risk Estimate

age		Value	95% Confidence Interval	
			Lower	Upper
1	Odds Ratio for case（0/1）	2.803	1.274	6.167
	For cohort OC＝0	1.403	1.057	1.864
	For cohort OC＝1	.501	.296	.847
	N of Valid Cases	123		
2	Odds Ratio for case（0/1）	2.776	1.106	6.965
	For cohort OC＝0	1.122	1.014	1.241
	For cohort OC＝1	.404	.176	.926
	N of Valid Cases	208		

表 1-12-8 为同质性检验（Breslow-Day 和 Tarone's 检验）结果，*P* 值均为 0.987，说明两层OR 值的差异无统计学意义，即两层OR 值具有同质性，可以计算合并 χ^2 和 OR 及其置信区间。

表 1-12-8　Tests of Homogeneity of the Odds Ratio

	Chi-Squared	df	Asymp. Sig.（2-sided）
Breslow-Day	.000	1	.987
Tarone's	.000	1	.987

表 1-12-9 为 Mantel-Haenszel 分层后合并 χ^2 检验结果：$\chi^2 = 10.729$，$P = 0.001$，提示 Mantel-Haenszel 分层结果有统计学意义。

表 1-12-9　Tests of Conditional Independence

	Chi-Squared	df	Asymp. Sig.（2-sided）
Cochran's	11.782	1	.001
Mantel-Haenszel	10.729	1	.001

表 1-12-10 说明去除年龄混杂作用后，口服 OC 仍然是 MI 的危险因素。调整混杂因素影响后，合并 OR 为 2.791，95%CI 为（1.532，5.084）。

表 1-12-10　Mantel-Haenszel Common Odds Ratio Estimate

Estimate			2.791
ln（Estimate）			1.026
Std. Error of ln（Estimate）			.306
Asymp. Sig.（2-sided）			.001
Asymp. 95% Confidence Interval	Common Odds Ratio	Lower Bound	1.532
		Upper Bound	5.084
	ln（Common Odds Ratio）	Lower Bound	.427
		Upper Bound	1.626

The Mantel-Haenszel common odds ratio estimate is asymptotically normally distributed under the common odds ratio of 1.000 assumption. So is the natural log of the estimate

以上仅介绍了非配比分层病例对照研究资料的分析过程，配对设计病例对照研究须利用 Compute 进行 OR 值及其置信区间的计算，也可以利用编程或者 Cox 回归分析[Cox 回归分析本章不作介绍，需要时请查阅张文彤的《SPSS 11 统计分析教程》（高级篇）相关内容]。如果要分析不同暴露水平与效应之间是否存在剂量-反应关系，可采用趋势卡方检验或 Logistic 回归分析（具体方法参见第四章或第十章）。

第二节　队列研究资料的统计分析

例 1-12-2（固定队列资料分析）　一项长期低剂量的 CS_2 的暴露与冠心病关系的队列研究。Tolonen 以 1942 年建立的一个粘纤厂的 25～64 岁、至少有 5 年 CS_2 暴露史且存活的 343 名工人为暴露组，在同一城市的造纸厂随机选择了 343 名有可比性的男性工人为对照组，开始了为期 5 年的前瞻性队列研究，最后结果见表 1-12-11。请分析长期低剂量的 CS_2 暴露与冠心病的相关性和关联强度。

表 1-12-11 暴露组和对照组心肌梗死的发病情况

	未发病数	发病数	5 年累积发病率/%
暴露组	318	25	7.29
对照组	336	7	2.04

资料来源：Tolonen et al.，1975

【SPSS 操作】

（一）数据录入

打开 SPSS Statistics Data Editor 窗口，点击 Variable View，定义 3 个变量：expose 表示暴露情况（1 为有暴露，2 为无暴露），case 表示发病情况（1 为发病，0 为未发病），*f* 表示例数；再点击 Data View，录入数据见图 1-12-8。

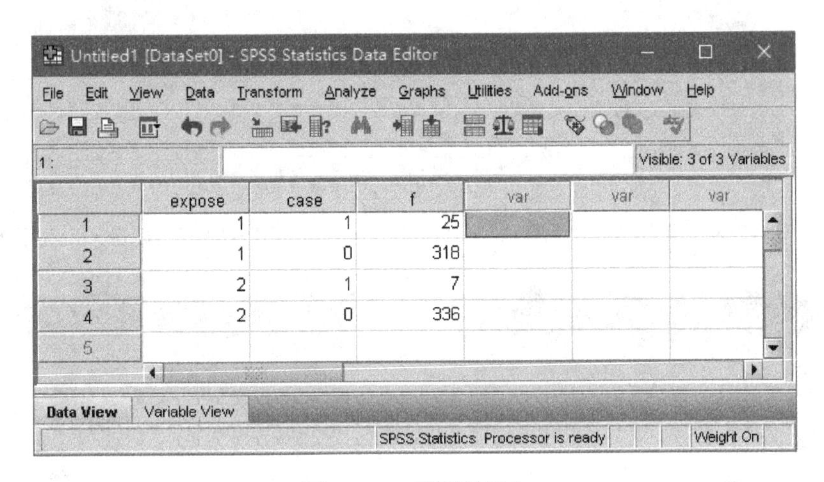

图 1-12-8 数据的录入

（二）分析

1）将变量 *f* 设为权重：

🖱 Data→Weight Cases ☞打开定义权重对话框（图 1-12-9）

🖱 ⊙Weight cases by ☞勾选定义权重

🖱 Frequency Variable：*f* ☞定义权重变量为 *f*

🖱 OK ☞提交运行

2）作交叉表分析：

🖱 Analyze→Descriptive Statistics→Crosstabs ☞打开 Crosstabs 对话框（图 1-12-10）

🖱 Row（s）：expose ☞定义行变量为 expose

🖱 Column（s）：case ☞定义列变量为 case

🖱 Statistics ☞打开计算统计量对话框（图 1-12-11）

  🖱 ☑Chi-square ☞勾选卡方检验

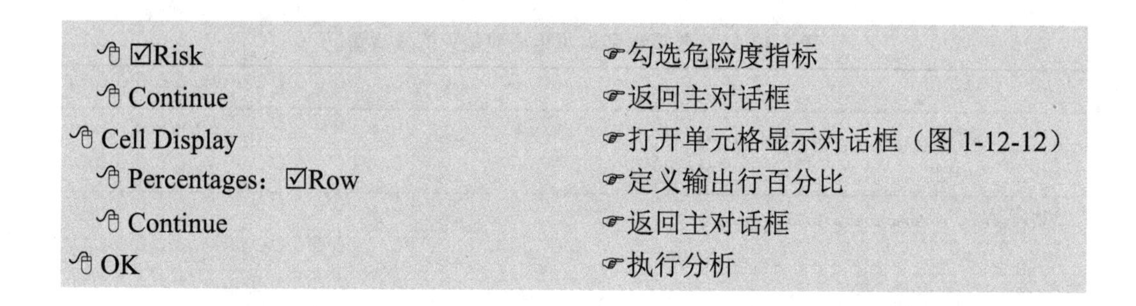

☑Risk	☞勾选危险度指标
Continue	☞返回主对话框
Cell Display	☞打开单元格显示对话框（图 1-12-12）
Percentages：☑Row	☞定义输出行百分比
Continue	☞返回主对话框
OK	☞执行分析

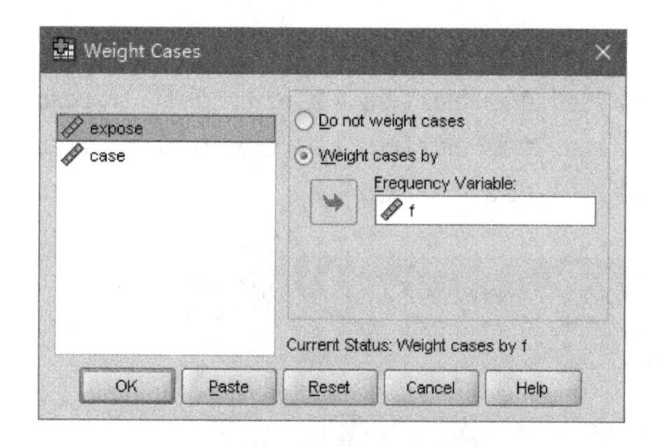

图 1-12-9　定义权重对话框

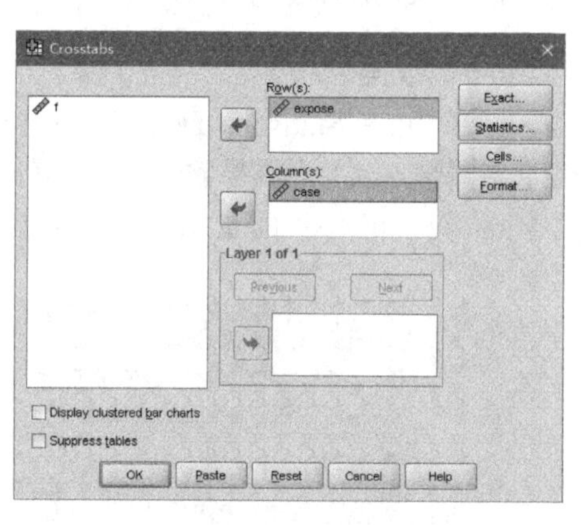

图 1-12-10　Crosstabs 对话框

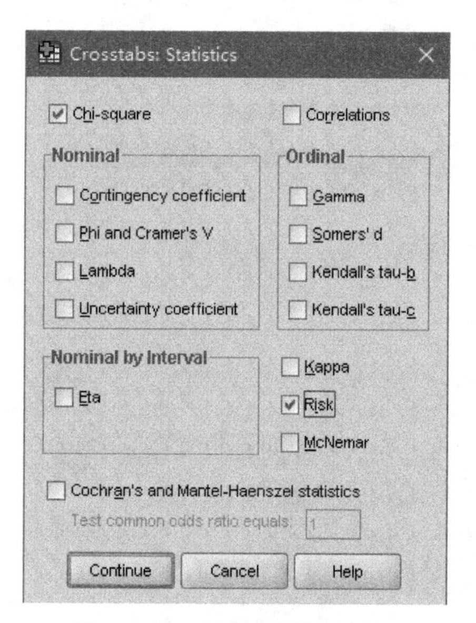

图 1-12-11　计算统计量对话框

图 1-12-12　单元格显示对话框

【输出结果】

表 1-12-12 分析结果为：$\chi^2=10.620$，$P=0.001$，说明 CS_2 暴露组和非暴露组工人心肌梗死的发生率差异有统计学意义。

表 1-12-12　Chi-Square Tests

	Value	df	Asymp. Sig.（2-sided）	Exact Sig.（2-sided）	Exact Sig.（1-sided）
Pearson Chi-Square	10.620[a]	1	.001		
Continuity Correction[b]	9.473	1	.002		
Likelihood Ratio	11.236	1	.001		
Fisher's Exact Test				.002	.001
Linear-by-Linear Association	10.605	1	.001		
N of Valid Cases	686				

a. 0 cells（.0%）have expected count less than 5. The minimum expected count is 16.00；b. Computed only for a 2×2 table

表 1-12-13 结果为：RR = 3.571，95%CI 为（1.566，8.147）。提示 CS_2 暴露组发生心肌梗死的相对危险度为 3.571，暴露组心肌梗死的发生率是非暴露组的 3.571 倍。

表 1-12-13　Risk Estimate

	Value	95% Confidence Interval	
		Lower	Upper
Odds Ratio for expose（1/2）	.265	.113	.621
For cohort case = 0	.946	.915	.979
For cohort case = 1	3.571	1.566	8.147
N of Valid Cases	686		

第三节　筛检、诊断试验的 ROC 分析

例 1-12-3　用金标准和甲、乙两种方法同时检测 40 名某病患者的某项血清指标，结果如表 1-12-14 所示。请根据数据绘制两种方法的 ROC 曲线，计算 ROC 曲线下面积，说明 ROC 曲线下面积的含义。

表 1-12-14　40 名患者某项血清指标用金标准和甲、乙两种方法检查的结果　（单位：g/L）

编号	金标准	甲法	乙法	编号	金标准	甲法	乙法
1	1	71	88	12	1	69	94
2	1	80	92	13	0	65	88
3	0	74	86	14	0	71	83
4	1	67	90	15	0	68	87
5	1	74	88	16	1	74	96
6	0	49	86	17	1	73	97
7	0	66	87	18	1	65	82
8	0	70	87	19	0	72	83
9	1	78	85	20	0	65	84
10	1	72	86	21	1	67	87
11	1	71	92	22	0	64	87

续表

编号	金标准	甲法	乙法	编号	金标准	甲法	乙法
23	1	79	90	32	0	70	87
24	0	63	84	33	1	78	85
25	1	67	87	34	0	65	88
26	0	58	83	35	0	71	83
27	1	69	91	36	1	69	94
28	1	72	96	37	1	72	86
29	1	73	92	38	1	71	92
30	0	65	81	39	0	68	87
31	0	66	87	40	1	74	96

【SPSS 操作】

（一）数据录入

打开 SPSS Statistics Data Editor 窗口，定义 4 个变量：编号，金标准（0 为未患病，1 为患病），甲法，乙法；录入数据见图 1-12-13。

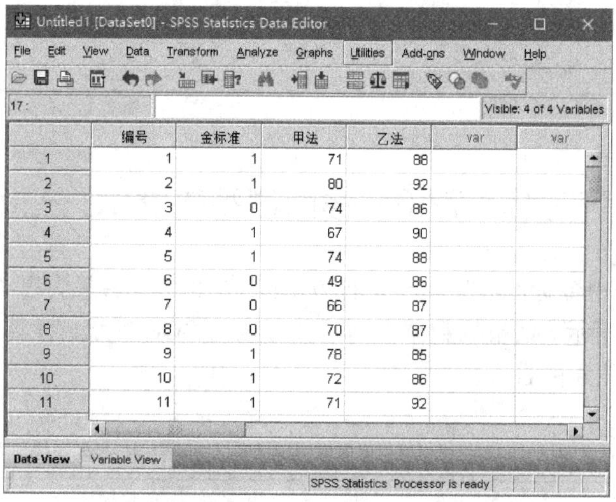

Untitled1 [DataSet0] - SPSS Statistics Data Editor

File Edit View Data Transform Analyze Graphs Utilities Add-ons Window Help

17 : Visible: 4 of 4 Variables

	编号	金标准	甲法	乙法	var	var
1	1	1	71	88		
2	2	1	80	92		
3	3	0	74	86		
4	4	1	67	90		
5	5	1	74	88		
6	6	0	49	86		
7	7	0	66	87		
8	8	0	70	87		
9	9	1	78	85		
10	10	1	72	86		
11	11	1	71	92		

Data View Variable View

SPSS Statistics Processor is ready

图 1-12-13 数据的录入

（二）分析

Analyze→ROC Curve	☞打开 ROC Curve 对话框（图 1-12-14）
Test Variable：选入甲法、乙法两个变量	☞定义分析变量为甲法、乙法
State Variable：金标准	☞"金标准"设为 State Variable
Value of State Variable：1	☞Value of State Variable 赋值为 1
Display	☞设置输出内容
☑ROC Curve	☞绘制 ROC 曲线

☑With Diagonal reference line	☞绘制诊断参考线
☑Standard error and confidence interval	☞计算标准差和置信区间
☑Coordinate points of the ROC Curve	☞计算 ROC Curve 的交汇点
OK	☞执行分析

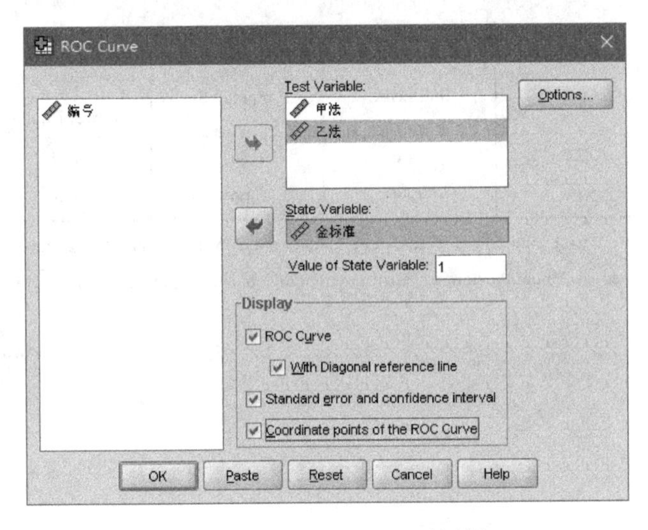

图 1-12-14　ROC Curve 对话框

【输出结果】

图 1-12-15 为本题拟合的 ROC 曲线。

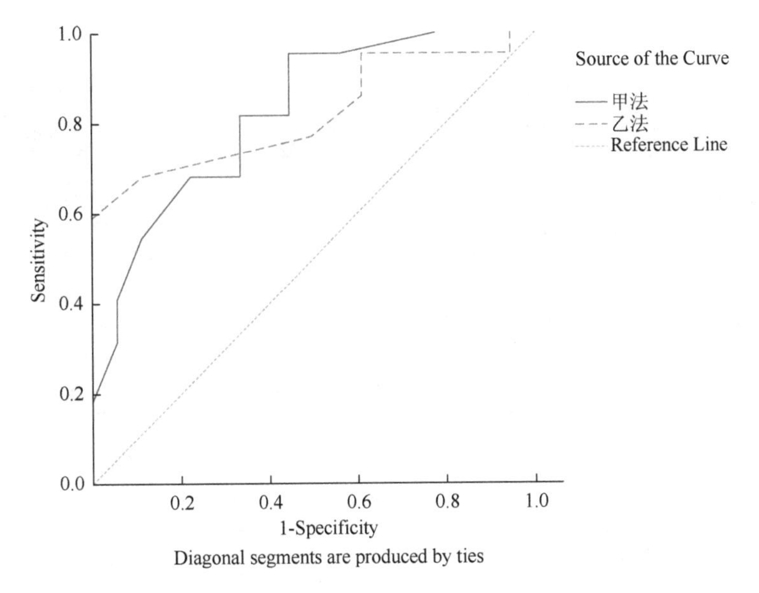

图 1-12-15　拟合的 ROC 曲线

表 1-12-15 为甲、乙两法的 ROC 曲线下面积（AUC），分别为：$Area_{甲}=0.821$ 和 $Area_{乙}=0.818$，ROC 曲线下面积越大越好，$Area_{甲}$更大，提示甲法略高于乙法。注意，此时两条 ROC 曲线的 AUC 大小并不能定性判断两种方法的准确性差异有无统计学意义，可在 SPSS 中通过编程或采用 MedCalc 软件实现对两条 ROC 曲线的比较。

表 1-12-15　Area Under the Curve

Test Result Variable（s）	Area	Std. Error[a]	Asymptotic Sig.[b]	Asymptotic 95% Confidence Interval	
				Lower Bound	Upper Bound
甲法	.821	.066	.001	.691	.950
乙法	.818	.068	.001	.685	.951

The test result variable(s): Each method has at least one tie between the positive actual state group and the negative actual state group. Statistics may be biased；a. Under the nonparametric assumption；b. Null hypothesis：true area = 0.5

（叶运莉　李　卉）

第二篇　实 习 习 题

第一章 绪　　论

一、名词解释

1. 同质与变异
2. 总体与样本
3. 参数与统计量
4. 概率
5. 小概率事件
6. 等级资料

二、选择题

1. 下列关于总体和样本的说法，不正确的是（　　）。
   A. 个体间的同质性是构成总体的必备条件
   B. 总体是根据研究目的确定的观察单位的集合
   C. 总体通常有无限总体和有限总体之分
   D. 一般而言，参数难以测定，仅能根据样本估计
   E. 从总体中抽取的样本一定能代表该总体
2. 在有关 2014 年泸州市居民高血压患病率的调查研究中，总体是（　　）。
   A. 所有高血压患者
   B. 所有泸州市居民
   C. 2014 年所有泸州市居民
   D. 2014 年泸州市居民中的高血压患者
   E. 2014 年泸州市居民中的非高血压患者
3. 从总体中随机抽取样本的目的是（　　）。
   A. 研究样本统计量　　B. 研究误差
   C. 研究总体统计量　　D. 计算样本统计指标
   E. 由样本统计量推断总体参数
4. 统计资料的类型一般分为（　　）。
   A. 频数分布资料和等级分类资料　　B. 多项分类资料和二项分类资料
   C. 正态分布资料和频数分布资料　　D. 数值变量资料和等级资料

E. 数值变量资料和分类变量资料

5. 下列有关患者基本信息的指标中，属于定量变量的是（　　）。

A. 性别　　B. 职业　　C. 血型

D. 民族　　E. 体重

6. 下列有关患者基本信息的指标中，属于等级变量的是（　　）。

A. 年龄　　B. 职业　　C. 文化程度

D. 民族　　E. 体重

7. 若以成年男性血红蛋白低于 120g/L 为贫血的判断标准，调查某地成年男性 1000 人，记录每人是否患有贫血，结果有 19 名贫血患者，981 名非贫血患者，则该资料的类型为（　　）。

A. 定量资料　　B. 二分类资料　　C. 多分类资料

D. 无序多分类资料　　E. 有序多分类资料

8. 系统误差、测量误差、随机误差在实际工作中（　　）。

A. 均不可避免　　B. 系统误差、测量误差不可避免

C. 测量误差、随机误差不可避免　　D. 系统误差、随机误差不可避免

E. 随机误差不可避免

9. 统计工作最为关键的步骤是（　　）。

A. 设计　　B. 搜集资料　　C. 整理资料

D. 审核资料　　E. 分析资料

10. 统计分析的主要内容包括（　　）。

A. 绘制图表及计算统计指标　　B. 统计描述与参考值范围的估计

C. 统计描述与置信区间的估计　　D. 统计描述与统计推断

E. 统计预测与统计控制

11. 习惯上，属于小概率事件的是（　　）。

A. $P=0.06$　　B. $P=0.02$　　C. $P=0.10$

D. $P=0.15$　　E. $P=0.20$

12. 下列关于概率的说法，错误的是（　　）。

A. 通常用 P 表示

B. 取值为 0～1

C. 用于描述随机事件发生可能性的大小

D. 在实际工作中，概率是难以获得的

E. 某事件发生的频率即为概率

（费丽萍　刘军祥）

第二章 定量资料的统计描述

一、选择题

1. 资料的统计分析包括统计描述和统计推断两部分内容，而统计描述是指（　　）。
   A. 由样本统计量推断总体参数
   B. 对总体参数进行估计
   C. 用统计指标、统计图表描述资料的特征
   D. 对搜集到的资料进行整理
   E. 比较指标间的差异有无统计学意义
2. 定量资料频数分布的两个重要特征是（　　）。
   A. 样本与总体　　B. 统计量与参数
   C. 样本均数与总体均数　　D. 集中趋势与离散趋势
   E. 标准差与标准误
3. 常用的平均数指标是（　　）。
   A. 样本均数、总体均数、中位数　　B. 均数、几何均数、中位数
   C. 均数、几何均数、标准差　　D. 均数、几何均数、变异系数
   E. 均数、中位数、方差
4. 描述一组正态分布或近似正态分布资料的平均水平宜采用（　　）。
   A. 平均数　　B. 几何均数　　C. 中位数
   D. 变异系数　　E. 均数
5. 反映一组血清抗体滴度资料的平均水平，常选用的指标是（　　）。
   A. 平均数　　B. 几何均数　　C. 中位数
   D. 变异系数　　E. 均数
6. 描述传染病的平均潜伏期宜采用（　　）。
   A. 平均数　　B. 几何均数　　C. 中位数
   D. 变异系数　　E. 均数
7. 某病患者 8 人的潜伏期（d）如下：2、3、3、3、4、5、6、30^+，则其平均潜伏期为（　　）。
   A. 7d　　B. 3d　　C. 4d
   D. 3.5d　　E. 大于 7d

8. 一组数据中各观察值均加（或减）某一个不等于 0 的常数后（　　）。

A. 均数不变，标准差改变　　B. 均数改变，标准差不变

C. 二者均改变　　D. 二者均不改变

E. 变异系数不变

9. 以下资料类型中，适宜用均数与标准差进行统计描述的是（　　）。

A. 任意分布　　B. 正偏态分布　　C. 负偏态分布

D. 正态分布　　E. 对称分布

10. 某研究者测量了某地 237 人晨尿中的氟含量（mg/L），结果见表 2-2-1，对该资料的集中趋势和离散趋势进行描述宜采用（　　）。

表 2-2-1　237 人晨尿中的氟含量

尿氟/(mg/L)	0.2～	0.6～	1.0～	1.4～	1.8～	2.2～	2.6～	3.0～	3.4～	3.8～
人数	75	67	30	20	16	19	6	2	1	1

A. 均数与标准差　　B. 中位数与四分位数间距

C. 众数与标准差　　D. 均数与变异系数

E. 中位数与变异系数

11. 比较身高和体重两组数据的变异度大小宜采用（　　）。

A. 标准差　　B. 全距　　C. 方差

D. 变异系数　　E. 四分位数间距

12. 比较某地 1～2 岁与 5～5.5 岁儿童身高的变异度大小宜采用（　　）。

A. 全距　　B. 四分位数间距　　C. 标准差

D. 方差　　E. 变异系数

二、计算分析题

1. 为了解某地区健康成年女性的血清总蛋白含量水平，某研究者于 2013 年在该地区随机抽取了 110 名健康成年女性，测得其血清总蛋白含量（g/L），结果见表 2-2-2。

表 2-2-2　110 名健康成年女性的血清总蛋白含量　　（单位：g/L）

72.3	76.9	72.2	77.9	70.2	73.2	77.3	73.2	73.4	72.1
71.6	74.6	75.7	73.7	70.7	79.2	75.5	66.4	80.5	79.2
75.5	74.0	70.1	70.8	82.6	73.9	72.7	71.6	71.3	70.8
72.5	76.7	74.7	70.6	66.4	72.0	73.3	68.2	72.0	75.9
65.5	67.9	77.9	75.2	75.2	74.9	75.6	73.6	75.6	78.1
74.8	78.8	74.2	77.7	78.1	70.4	87.0	81.3	76.7	73.8
74.0	72.4	76.4	71.7	74.2	75.8	62.2	68.0	71.1	69.7
73.9	70.0	75.6	76.5	73.1	70.8	77.9	75.6	73.9	70.7
72.2	72.1	74.3	72.6	74.9	77.2	67.4	77.3	70.7	68.9
76.7	77.0	73.5	73.4	68.3	70.6	75.1	78.5	70.8	70.4
70.7	80.8	77.0	65.5	74.0	64.5	73.4	77.4	73.7	67.2

就该资料分析下列问题。

（1）绘制直方图，并简述其分布特征。

（2）选择合适的统计指标进行计算，以描述其集中趋势和离散趋势。

2. 欲评价某市2012年空气质量情况，该市环监站搜集了376个监测点大气中SO_2的日平均浓度（$\mu g/m^3$），结果见表2-2-3。

表2-2-3　某市376个监测点SO_2的日平均浓度

浓度/($\mu g/m^3$)	频数
25～	32
50～	62
75～	56
100～	54
125～	50
150～	47
175～	43
200～	8
225～	7
250～	5
275～	4
300～	2
325～350	6

就该资料分析下列问题。

（1）绘制直方图，并简述其分布特征。

（2）选择合适的统计指标进行计算，以描述其集中趋势和离散趋势。

3. 某地48例微丝蚴血症患者治疗5年后用间接荧光抗体试验检测其抗体滴度，结果见表2-2-4。请计算其平均抗体滴度。

表2-2-4　48例微丝蚴血症患者治疗后的抗体滴度

抗体滴度	1∶10	1∶20	1∶40	1∶80	1∶160	1∶320	1∶640
例数	2	7	8	12	10	6	3

三、简答题

1. 描述定量资料集中趋势与离散趋势的指标有哪些？分别适用于什么情况？

2. 变异系数（CV）有何用途？

（刘军祥　张　容）

第三章　正态分布及其应用

一、选择题

1. 关于正态分布说法错误的是（　　）。

A. 正态分布曲线有两个参数　　B. 正态分布曲线下面积有规律

C. 任何正态分布均可转化为 z 分布　　D. 正态分布是单峰分布

E. 凡是对称分布均为正态分布

2. 正态分布曲线的两个重要参数是（　　）。

A. $\bar{X}$，S　　B. M，S　　C. μ，σ

D. $\bar{X}$，R　　E. M，R

3. μ 确定后，σ 越大，则正态分布曲线（　　）。

A. 越陡峭　　B. 越扁平　　C. 形状不变

D. 向右移动　　E. 向左移动

4. 标准正态分布的 μ 与 σ 分别为（　　）。

A. 0，1　　B. 1，0　　C. 1，1

D. 0，0　　E. 0，−1

5. 标准正态分布曲线下（0，1.96）所对应的面积是（　　）。

A. 50%　　B. 75%　　C. 95%

D. 5%　　E. 47.5%

6. 正态分布曲线下（μ，$\mu+1.96\sigma$）所对应的面积是（　　）。

A. 50%　　B. 75%　　C. 95%

D. 5%　　E. 47.5%

7. 一组数据服从正态分布，其中大于 $\bar{X}+2.58S$ 的数值有（　　）。

A. 50%　　B. 95%　　C. 99%

D. 0.5%　　E. 1%

8. 随机抽取了某地区120名12岁男童，得其身高均数为142.52cm，标准差为5.41cm，则该地区12岁男童身高95%参考值范围的制定方法是（　　）。

A. （$142.52-2.58\times5.41$，$142.52+2.58\times5.41$）

B. （$142.52-1.96\times5.41$，$142.52+1.96\times5.41$）

C. （$142.52-5.41$，$142.52+5.41$）

D. $\geqslant(142.52+1.96\times5.41)$

E. $\geqslant(142.52+5.41)$

9. 某项定量指标仅以过高为异常，且数据服从偏态分布，则其95%参考值范围是（　　）。

A. $\leqslant P_{95}$　　B. $\geqslant P_{95}$　　C. $\leqslant P_5$

D. $\leqslant P_{97.5}$　　E. $(P_{2.5},\ P_{97.5})$

10. 某地拟制定正常学龄前儿童血铅值的 99%参考值范围，若正常学龄前儿童血铅含量服从近似对数正态分布，宜采用（　　）。

A. $\bar{X}\pm S$　　B. $\bar{X}\pm2.58S$　　C. $\leqslant P_{99}$

D. $\leqslant \lg^{-1}(\bar{X}_{\lg X}+2.58S_{\lg X})$　E. $\leqslant \lg^{-1}(\bar{X}_{\lg X}+2.32S_{\lg X})$

11. 制定医学参考值范围的注意事项中错误的是（　　）。

A. 不考虑数据的分布

B. 样本含量应足够，否则无参考价值

C. 应考虑同质性

D. 应注意确定的“正常人”的含义

E. 应从专业角度考虑单、双侧范围的使用

二、计算分析题

1. 为了解某市 12 岁男童生长发育状况，某研究者于 2019 年从该市随机抽取了 100 名 12 岁男童，测得其平均身高为 145cm，标准差为 5cm。

就上述抽取到的身高资料分析下列问题。

（1）估计该市 12 岁男童中身高在 135～150cm 的男童所占的比例。

（2）试制定该市 12 岁男童身高的参考值范围。

2. 为评价某地区正常人的尿汞含量，随机抽取了该地区 320 名正常人，测得其尿汞含量（μg / L），见表 2-3-1。请制定该地区正常人尿汞含量的参考值范围。

表 2-3-1　320 名正常人尿汞含量频数分布表

尿汞含量/(μg/L)	例数
0～	52
4～	29
8～	60
12～	52
16～	43
20～	26
24～	18
28～	12
32～	11
36～	6

续表

尿汞含量/(μg/L)	例数
40～	7
44～	0
48～	3
52～56	1

三、简答题

1. 简述正态分布的特征。
2. 何为 z 分布？
3. 简述参考值范围的概念及其制定原则。

（李爱玲　刘军祥）

第四章　t 分布与总体均数的估计

一、选择题

1. 统计推断的内容是（　　）。

A. 估计参考值范围　　B. 用样本统计量估计相应的总体参数

C. 假设检验　　D. B、C 均是

E. A、B、C 均是

2. 以下哪项越小，表示用样本均数估计总体均数的可靠性越大（　　）。

A. CV　　B. S　　C. R

D. 四分位数间距　　E. $S_{\bar{X}}$

3. 关于抽样误差说法正确的是（　　）。

A. 抽样研究中抽样误差是可以避免的

B. 从同一总体中随机抽样，获得的各样本均数间也存在抽样误差

C. 抽样误差的大小可以用标准差来说明

D. 造成抽样误差的唯一原因是个体变异

E. 控制抽样误差大小的最佳方法是减小个体变异

4. 要减小抽样误差，通常的做法是（　　）。

A. 适当增加样本例数　　B. 将个体变异控制在一个范围内

C. 严格挑选观察对象　　D. 增加抽样次数

E. 减小系统误差

5. 关于 t 分布说法错误的是（　　）。

A. t 分布是一簇曲线

B. t 分布是单峰分布

C. t 分布以 0 为中心，左右对称

D. 当自由度趋于无穷大时，t 分布趋近 z 分布

E. t 分布曲线下，t 绝对值越大，对应的 P 越大

6. t 分布曲线比标准正态分布曲线（　　）。

A. 中心位置右移，但曲线形状相同　　B. 中心位置左移，但曲线形状相同

C. 中心位置相同，但曲线峰部偏低　　D. 中心位置相同，但曲线峰部偏高

E. 中心位置相同，且曲线形状相同

7. 在参数σ未知的正态分布总体中作随机抽样，$|\bar{X}-\mu| \geqslant$（　　）的概率为 5%。

A. 1.96　　B. $1.96S$　　C. $1.96S_{\bar{X}}$

D. $t_{0.05/2,\nu}S$　　E. $t_{0.05/2,\nu}S_{\bar{X}}$

8. 为了解某地 1 岁婴儿的血红蛋白浓度，从该地随机抽取 42 名 1 岁婴儿，测得其平均血红蛋白浓度为$\bar{X}$，标准差为S，则该地 1 岁婴儿血红蛋白浓度的 95%置信区间为（　　）。

A. $\bar{X} \pm 1.96\sigma$　　B. $\bar{X} \pm 1.96\sigma_{\bar{X}}$　　C. $\bar{X} \pm 1.96S_{\bar{X}}$

D. $\bar{X} \pm t_{0.05/2,\nu}\sigma_{\bar{X}}$　　E. $\bar{X} \pm t_{0.05/2,\nu}S_{\bar{X}}$

9. 关于总体均数的 95%置信区间说法正确的是（　　）。

A. 样本中有 95%的个体值在该区间内

B. 总体均数落在该区间的概率为 95%

C. 总体中有 95%的个体值在该区间内

D. 平均每 100 个样本（样本含量相同），有 95 个样本所得的区间包含其总体均数

E. 平均每 100 个样本（样本含量相同）均数，有 95 个在该区间内

10. 某指标的均数为$\bar{X}$，标准差为S，由$\bar{X} \pm 1.96S_{\bar{X}}$计算出来的区间称为（　　）。

A. 该指标的 95%参考值范围　　B. 该指标的 99%参考值范围

C. 该指标总体均数的 95%置信区间　　D. 该指标总体均数的 99%置信区间

E. 该指标总体均数的 90%置信区间

二、计算分析题

1. 某地随机抽样调查了部分健康成人的红细胞数和血红蛋白含量，结果见表 2-4-1。

表 2-4-1　某年某地健康成人的红细胞数和血红蛋白含量

指标	性别	例数	均数	标准差
红细胞数/($\times 10^{12}$/L)	男	100	4.7	0.5
	女	100	4.2	0.3
血红蛋白含量/(g/L)	男	100	135.0	7.0
	女	100	118.0	5.0

问：（1）女性的红细胞数与血红蛋白含量的变异程度哪个大？

（2）估计女性两项指标的抽样误差。

（3）试制定该地健康成年男性血红蛋白含量的 95%参考值范围。

（4）试估计该地健康成年男性血红蛋白含量的 95%置信区间。

2. 某药厂为了解其生产的某药物（同一批次）的有效成分含量是否符合国家规定的标准，随机抽取了该药 10 片，得其样本均数为 103.0mg，标准差为 2.2mg。试估计该批药物有效成分的平均含量。

三、简答题

1. 简述标准差与标准误的区别与联系。
2. 简述 t 分布与 z 分布的区别与联系。
3. 简述参考值范围与置信区间的区别。

（刘军祥　张　容）

第五章　定量资料的统计推断——t检验

一、选择题

1. t检验的基本原理包括（　　）。
   A. t分布　　B. 小概率事件原理
   C. 反证法　　D. 样本均数的抽样分布规律
   E. 以上均是
2. 假设检验的基本步骤是（　　）。
   A. 建立H_0和H_1、确定α
   B. 建立H_0和H_1、确定α、计算检验统计量、确定P值并作统计推断
   C. 确定α、计算检验统计量、确定P值并作统计推断
   D. 建立H_0、计算检验统计量、确定P值并作统计推断
   E. 确定单侧检验或双侧检验、选择检验方法、确定P值并作统计推断
3. 抽样研究男性与女性的指标是否有差异，何种情况应采用双侧检验（　　）。
   A. 不知性别上血小板数是否有差异
   B. 已知女性平均肺活量比男性低
   C. 已知女性血红蛋白含量不会高于男性
   D. 已知性别上白细胞数无差异
   E. 一律采用双侧检验
4. 作假设检验时，取何种检验水平时可能犯II型错误的概率最小（　　）。
   A. $\alpha=0.05$　　B. $\alpha=0.02$　　C. $\alpha=0.10$
   D. $\alpha=0.01$　　E. $\alpha=0.025$
5. 两独立样本均数比较的t检验，若两个样本含量均为n，则t检验的自由度为（　　）。
   A. $2n$　　B. $2n-1$　　C. $n-1$
   D. $2n-2$　　E. n
6. 两独立样本均数比较的t检验，若P值越小，则（　　）。
   A. 两样本均数间的差异越大
   B. 两样本均数各对应的总体均数间的差异越大
   C. 两样本均数间的差异越小
   D. 两样本均数各对应的总体均数间的差异越小

E. 越有理由认为两样本均数各对应的总体均数不同

7. 关于假设检验中的P值与α值的描述中，说法错误的是（　　）。

A. P值与α值在概念上是一样的　　B. α值是研究者事先确定的

C. $P<\alpha$时，接受H_1　　D. $P>\alpha$时，不拒绝H_0

E. P值是经假设检验计算出的概率

8. 两独立样本均数比较的t检验，其H_0是（　　）。

A. $\bar{X}_1=\bar{X}_2$　　B. $\mu_1=\mu_2$　　C. $\bar{X}_1\neq\bar{X}_2$

D. $\mu_1\neq\mu_2$　　E. $\bar{X}_1\approx\bar{X}_2$

9. 在样本均数与某已知总体均数比较的t检验中，计算得$t=8.91$，查t界值表得$t_{0.05/2,\nu}=2.093$，$t_{0.01/2,\nu}=2.861$，则正确的结论是（　　）。

A. $P<0.05$，拒绝H_0，可认为样本均数与已知总体均数不同

B. $P<0.01$，拒绝H_0，可认为样本均数与已知总体均数间的差异很大

C. $P<0.01$，拒绝H_0，可认为样本均数对应的总体均数与已知总体均数间的差异很大

D. $P<0.05$，拒绝H_0，可认为样本均数对应的总体均数与已知总体均数相同

E. $P<0.01$，拒绝H_0，可认为样本均数对应的总体均数与已知总体均数不同

10. 在配对的t检验中，要求（　　）。

A. 差值d服从正态分布　　B. 两组数据的总体方差相等

C. 两组数据均服从正态分布　　D. 两组数据的样本方差相等

E. 差值d应均为正数

11. 关于单侧检验和双侧检验的说法正确的是（　　）。

A. 采用单侧检验还是双侧检验应根据专业知识事先判断

B. 采用单侧检验还是双侧检验应根据检验统计量的计算结果

C. 采用双侧检验更好

D. 采用单侧检验更好

E. 采用单侧检验还是双侧检验均无所谓

12. 关于方差齐性检验说法错误的是（　　）。

A. 样本均数与总体均数比较的t检验不需要考虑方差齐性问题

B. 配对设计资料的t检验不需要考虑方差齐性问题

C. 成组设计资料的t检验需考虑方差齐性问题

D. 成组设计资料方差齐性检验的H_0是：$S_1^2=S_2^2$

E. 成组设计资料方差齐性检验的H_0是：$\sigma_1^2=\sigma_2^2$

13. 配对设计资料的t检验与成组设计资料的t检验之间的区别是（　　）。

A. 检验步骤不同

B. 检验水平不同

C. 检验统计量t值的计算公式不同

D. 确定P值所采用的界值表不同

E. 根据P值大小作统计推断的方法不同

14. 关于配对设计 t 检验与成组设计 t 检验的描述中，说法错误的是（　　）。
A. 成组设计资料采用配对 t 检验可以提高检验效能
B. 配对设计资料采用成组 t 检验，不但不合理，而且会降低检验效能
C. 配对设计资料不宜采用成组 t 检验
D. 成组设计资料不宜采用配对 t 检验
E. 统计方法的选择应根据资料的设计类型决定

15. 作方差齐性检验时，按 $\alpha=0.10$ 水平，认为各总体方差相同，此时若推断有误，其错误的概率（　　）。
A. 等于 0.10　　B. 小于 0.10　　C. 大于 0.10
D. 等于 $1-\beta$，而 β 未知　　E. 等于 β，而 β 未知

二、计算分析题

1. 大规模调查表明某地一般婴儿出生体重均数为 3.1kg，现随机抽查了 25 名难产儿出生体重均数为 3.3kg，标准差为 0.4kg，具体数据见表 2-5-1。问难产儿的出生体重与一般婴儿是否有差异？

表 2-5-1　25 名难产儿出生体重　（单位：kg）

3.5	3.5	2.8	3.3	2.7	2.9	2.9	3.5	3.4	3.3	3.0	4.0	2.6
3.4	3.9	3.0	3.6	3.4	3.7	3.2	3.3	3.5	3.1	2.8	4.1	

2. 为研究体位对高血压患者收缩压的影响，随机抽取了 10 名高血压患者，分别在其坐位 10min 后和卧位 10min 后测量其收缩压，结果见表 2-5-2。问两种体位对患者的收缩压是否有影响？

表 2-5-2　10 名高血压患者两种体位后收缩压的测量值　（单位：mmHg）

患者编号	坐位	卧位
1	200	185
2	170	175
3	160	155
4	180	170
5	190	190
6	200	195
7	160	165
8	170	172
9	190	185
10	180	188

3. 为研究某种新药治疗贫血患者的疗效，将 20 名贫血患者随机分成两组，一组采用新药治疗，另一组采用常规药物治疗，测量其血红蛋白增量（g/L），见表 2-5-3。问两

种药物治疗贫血患者后的血红蛋白增量有无差异？

表 2-5-3　两种药物治疗贫血患者后的血红蛋白增量　（单位：g/L）

新药组	29.8	20.2	24.7	40.6	36.8	33.2	23.7	25.9	24.0	33.2
常规药组	22.2	28.4	21.2	22.2	22.7	13.3	19.1	11.7	20.3	11.6

4. 为评价某一降血压新药的效果，将 24 名高血压患者随机分为试验组和对照组，试验组采用新药治疗，对照组采用标准药物治疗，分别测量两组患者服药前后的舒张压（mmHg），结果见表 2-5-4。

表 2-5-4　两组高血压患者服药前后的舒张压　（单位：mmHg）

编号	新药		标准药	
	服药前	服药后	服药前	服药后
1	100	90	96	90
2	102	90	106	100
3	93	84	104	98
4	98	90	115	108
5	119	115	94	96
6	101	96	112	110
7	102	89	110	110
8	116	112	110	98
9	109	96	109	107
10	116	103	95	94
11	92	94	96	94
12	108	99	106	100

问：（1）新药是否有效？

（2）两组患者服药前的舒张压有无差异？

（3）新药与标准药物的疗效有无差异？

三、简答题

1. 简述假设检验的基本原理。
2. 三种不同设计形式 t 检验的应用条件分别是什么？
3. 简述Ⅰ型错误与Ⅱ型错误的概念及其联系。
4. 简述假设检验的 P 值与检验水平 α 的区别。

（刘军祥）

第六章 分类资料的统计描述

一、选择题

1. 2011 年我国死亡人口中恶性肿瘤占 27.79%，则该指标是（ ）。
A. 率 B. 构成比 C. 绝对数
D. 相对比 E. 标准患病比

2. 某制药厂有男职工 570 人，女职工 460 人，则（460/570）×100%为（ ）。
A. 率 B. 构成比 C. 相对比
D. 平均率 E. 标化患病比

3. 计算卡介苗接种后血清检查抗体阳转率时，分母为（ ）。
A. 结核病易感人群 B. 结核病患者数
C. 卡介苗接种人数 D. 卡介苗接种后的阳转人数
E. 卡介苗接种后的阴性人数

4. 某病患者 240 人中，男性 180 人，占 75%；女性 60 人，占 25%，则结论为（ ）。
A. 男性易得该病 B. 女性易得该病
C. 男性与女性的患病率相等 D. 尚不能得出结论
E. 女性不易得该病

5. 经调查得知甲、乙两地的肺癌粗死亡率为 60/100 000，按年龄构成标化后，甲地肺癌标化死亡率为 65/100 000，乙地为 46/100 000，因此可以认为（ ）。
A. 甲地年龄别人口构成较乙地年轻 B. 乙地年龄别人口构成较甲地年轻
C. 甲地肺癌的诊断较乙地准确 D. 甲地年轻人患肺癌较乙地多
E. 甲地老年人患肺癌较乙地多

6. 某地某种疾病 2016 年的发病人数为 a_0，以后每年的发病人数分别为 a_1，a_2，…，a_n，则该疾病发病人数的年平均发展速度为（ ）。
A. $\frac{a_0+a_1+\cdots+a_n}{n+1}$ B. $\sqrt[n+1]{a_0\times a_1\times a_n}$ C. $\sqrt[n]{\frac{a_n}{a_0}}$
D. $\sqrt[n]{\frac{a_n}{a_0}}-1$ E. $\sqrt{\frac{a_n}{a_0}}-1$

7. 标化后的患病率，反映（ ）。
A. 实际水平 B. 相对水平 C. 更准确

D. 绝对水平　　E. 都不是

8. 死因顺位的排列是依据（　　）。

A. 死因构成比　　B. 死因别死亡率　　C. 总死亡率

D. 死因标化死亡率　　E. 都不是

9. 男性吸烟率是女性的 12 倍，该指标为（　　）。

A. 相对比　　B. 流行率　　C. 构成比

D. 罹患率　　E. 标化流行率

10. 各年龄组人口数和死亡率资料均有，应采用何种方法计算标化死亡率（　　）。

A. 直接法　　B. 间接法　　C. 倒求法

D. 等比法　　E. 对数法

11. SMR 为（　　）。

A. 实际死亡数/预期死亡数　　B. 预期死亡数/实际死亡数

C. 实际发病数/预期发病数　　D. 预期发病数/实际发病数

E. 实际死亡数/预期发病数

12. 间接标准化法计算标化死亡率是（　　）。

A. SIR×标准组死亡率　　B. SIR×标准组总数

C. SMR×标准组死亡率　　D. SMR×标准组总数

E. 以上答案均不正确

13. 要回答何种疾病是造成当地居民死亡的主要原因，需用（　　）。

A. 死亡率　　B. 死因构成比　　C. 疾病别死亡率

D. 某病病死率　　E. 生存率

14. 说明某现象发生强度的指标为（　　）。

A. 平均数　　B. 率　　C. 构成比

D. 相对比　　E. 绝对数

二、计算分析题

1. 某食品加工厂现有工作人员 1200 人，其中男性 450 人，女性 750 人，在一次流感中发病者有 125 人，其中男性 45 人，而女性 80 人。

试计算：（1）该厂总发病率。

（2）男、女发病率。

（3）男、女患者占总发病人数的百分比。

2. 表 2-6-1 为一抽样研究资料，试填补空白处数据，并根据最后三列结果作简要分析。

表 2-6-1　某地各年龄组恶性肿瘤死亡情况

年龄/岁	人口数	死亡总数	恶性肿瘤死亡数	恶性肿瘤死亡占总死亡的百分比/%	恶性肿瘤死亡率（每 10 万人）	死亡率/‰
0～	85 920		4	2.90		
20～		63		19.05	25.73	

续表

年龄/岁	人口数	死亡总数	恶性肿瘤死亡数	恶性肿瘤死亡占总死亡的百分比/%	恶性肿瘤死亡率（每 10 万人）	死亡率/‰
40～	26 161	172	42			
≥60			32			
合计	167 090	715	90	12.59		

3. 某城市 1970～1980 年居民高血压患病率如表 2-6-2 所示，试作动态分析。

表 2-6-2　某城市 1970～1980 年高血压患病率

年份	1970	1971	1972	1973	1974	1975	1976	1977	1978	1979	1980
患病率/%	17.6	18.3	19.4	20.1	21.4	22.9	23.6	24.1	25.8	27.4	29.3

4. 试就表 2-6-3 资料比较甲、乙两医院乳腺癌术后 5 年生存率的高低。

表 2-6-3　甲、乙两医院乳腺癌术后 5 年生存率

有无转移	甲医院			乙医院		
	病例数	生存数	生存率/%	病例数	生存数	生存率/%
无	500	430	86.0	300	245	81.7
有	700	350	50.0	100	45	45.0
合计	1200	800	66.7	400	290	72.5

三、简答题

1. 简述常用相对数的种类，并说明其含义。
2. 简述应用相对数的注意事项。
3. 简述率的标准化法的基本思想。

（叶运莉）

第七章　二项分布与 Poisson 分布

一、选择题

1. 二项分布是一种（　　）。

A. 连续型分布　　B. 标准正态分布　　C. t 分布

D. z 分布　　E. 离散型分布

2. 若某人群某疾病发生的阳性数 x 服从二项分布，则从该人群中随机抽出 n 个人，阳性数 x 不少于 k 人的概率为（　　）。

A. $P(k)+P(k+1)+\cdots+P(n)$　　B. $P(k+1)+P(k+2)+\cdots+P(n)$

C. $P(0)+P(1)+\cdots+P(k)$　　D. $P(0)+P(1)+\cdots+P(k-1)$

E. $P(1)+P(2)+\cdots+P(k)$

3. 某地人群中高血压的患病率为 π，在该地区随机抽查 n 人，则（　　）。

A. 样本患病率 $p=x/n$ 服从 B（n，π）

B. n 人中患高血压的人数 x 服从 B（n，π）

C. 患病人数与样本患病率均不服从 B（n，π）

D. 患病人数与样本患病率均服从 B（n，π）

E. 以上答案都不正确

4. 二项分布在什么条件下可视为近似服从正态分布（　　）。

A. n 较大且 π 接近 0　　B. n 较大且 π 接近 1

C. n 较大且 π 接近 0 或 1　　D. n 较大且 π 接近 0.5

E. 以上答案都不正确

5. 以下分布中，均数和方差相等的是（　　）。

A. Poisson 分布　　B. 对称分布　　C. 正态分布

D. 二项分布　　E. t 分布

6. 测得某地区水源水中细菌含量为 10 000 个/L，据此估计该地区每毫升水源水中细菌平均含量的 95%置信区间为（　　）。

A. $10\,000\pm1.96\sqrt{10\,000}$　　B. $10\pm1.96\sqrt{10}$

C. $10\pm1.96\sqrt{\frac{10\,000}{1\,000}}$　　D. $10\pm1.96\sqrt{10\,000}$

E. 以上答案均不正确

7. 二项分布 B（n，p）的概率分布图在下列哪种条件下为对称分布（　　）。

A. $n=50$　　B. $p=0.5$　　C. $np=1$

D. $p=1$　　E. $p=0.2$

8. Poisson 分布在何种条件下可视为近似正态分布（　　）。

A. $\mu \geqslant 20$　　B. $\mu=1$　　C. $\mu=0$

D. $\mu=0.5$　　E. $\mu=1.96$

9. 二项分布 B（n，π）在何种情况下近似 Poisson 分布（　　）。

A. n 很大且 π 非常小　　B. π 接近 0.5

C. n 很大且 π 接近 0.5　　D. $n\pi$ 和 $n(1-\pi)$ 均大于 5

E. n 趋于∞

10. 设 x_1，x_2 分别服从以 μ_1，μ_2 为均数的 Poisson 分布，且 x_1 与 x_2 独立，则 x_1+x_2 也服从 Poisson 分布，其方差为（　　）。

A. $\mu_1^2+\mu_2^2$　　B. $\mu_1+\mu_2$　　C. $\mu_1\times\mu_2$

D. $(\mu_1+\mu_2)^2$　　E. $\sqrt{\mu_1^2+\mu_2^2}$

二、计算分析题

1. 已知某种常规药物治疗某种非传染性疾病的有效率为 60%，今改用一种新药治疗该疾病患者 10 人，发现 9 人有效。问新药的疗效是否优于常规药物？

2. 欲了解 A、B 两地妇女的宫颈癌患病率是否不同，分别从两地抽样调查 1 万名妇女，结果 A 地患病人数为 80 例，B 地为 102 例。问 A、B 两地妇女宫颈癌的患病率有无差异？

3. 按国家标准规定平均每毫升饮用水中的菌落总数不得超过 100CFU，现从某饮用水随机抽取 1mL 水测得大肠菌 120CFU。问该饮用水是否符合饮用水的国家卫生标准？

三、简答题

1. 简述二项分布的应用条件。
2. 简述二项分布与 Poisson 分布的图形特征。
3. 简述二项分布、Poisson 分布与正态分布的联系。

（叶运莉　刘军祥）

第八章 卡方检验

一、选择题

1. 下列哪项分析不适用 χ^2 检验（　　）。
   A. 两样本构成比的比较
   B. 多个样本率的比较
   C. 两样本均数的比较
   D. 拟合优度检验
   E. 两个样本率的比较

2. 成组设计四格表资料分析时，在何种情况下需用校正公式计算 χ^2 值（　　）。
   A. $1 \leqslant T < 5$，$n \geqslant 40$
   B. $T < 5$
   C. $T \leqslant 1$或$n \leqslant 40$
   D. $T \leqslant 1$或$n \leqslant 100$
   E. $T < 1$

3. χ^2 值的取值范围为（　　）。
   A. $-\infty < \chi^2 < +\infty$
   B. $0 \leqslant \chi^2 \leqslant +\infty$
   C. $\chi^2 \leqslant 1$
   D. $-\infty \leqslant \chi^2 \leqslant 0$
   E. $\chi^2 \geqslant 1$

4. 以下说法正确的是（　　）。
   A. 两样本率比较可用 χ^2 检验
   B. 两样本率比较可用 t 检验
   C. 两样本率比较时，有 $z = \chi^2$
   D. 两样本率比较时，有 $t^2 = \chi^2$
   E. 多个样本率比较可用 t 检验

5. 率的标准误的计算公式是（　　）。
   A. $\sqrt{p(1-p)}$
   B. $\dfrac{p(1-p)}{n}$
   C. $\sqrt{\dfrac{p}{n-1}}$
   D. $\sqrt{\dfrac{p(1-p)}{n}}$
   E. $\sqrt{\dfrac{p(1-p)}{\pi}}$

6. 以下关于卡方检验自由度（ν）的说法，正确的是（　　）。
   A. 两样本率比较时，$\nu = n-2$（n 为两样本量之和）
   B. 对一个 3×4 表资料进行卡方检验时，$\nu = 11$
   C. 四格表卡方检验的 $\nu = 4$
   D. 四格表卡方检验的 $\nu = 1$
   E. 四个样本率比较的卡方检验，其 $\nu = 4$

7. 同时用甲、乙两种方法检查 100 名患者是否有某疾病，甲法检出率为 70%，乙法检出率为 60%，甲、乙法检查结果均患有该疾病的检出率为 40%，问两种方法何者为优？正确的是（　　）。

A. 不能确定　B. 无统计学差异　C. 有统计学差异
D. 甲法优于乙法　E. 乙法优于甲法

8. 在四格表资料卡方检验中，若卡方值为 7.88，则（　　）。

A. $P>0.05$　B. $P<0.05$　C. 不拒绝 H_0
D. 接受 H_0　E. 无统计学差异

9. 以下说法正确的是（　　）。

A. 当 np 和 $n(1-p)$ 均大于 5 时，两个样本率的比较可用 z 检验也可用卡方检验
B. 两个样本均数的比较可用 z 检验也可用卡方检验
C. 对于多个率或构成比的比较，z 检验可以替代卡方检验
D. 对于两个样本率的比较，卡方检验比 z 检验更可靠
E. 两个小样本率的比较可用 z 检验也可用卡方检验

10. 作两样本比较的假设检验时，应首先考虑选用（　　）。

A. t 检验　B. 秩和检验
C. χ^2 检验　D. 任选一种检验方法
E. 根据资料满足哪种检验的条件来决定

11. 成组设计 3 个样本率的比较采用卡方检验，得 $\chi^2>\chi^2_{0.05,2}$，可认为（　　）。

A. 各总体率不等或不全相等　B. 各总体率均不相等
C. 各样本率均不相等　D. 各样本率不等或不全相等
E. 各总体率相等

12. 当自由度不变时，关于卡方值与 P 值的关系，下列说法中正确的是（　　）。

A. 卡方值越大，P 值越大
B. 卡方值越大，P 值越小
C. 卡方值变化时，P 值不变
D. 卡方值变化时，P 值变大或变小
E. 卡方值变化时，P 值可能变化也可能不变

13. 在卡方检验中，自由度的计算方法为（　　）。

A. $R\times C$　B. n　C. $n-1$
D. $(R-1)\times(C-1)$　E. $R\times C-1$

14. 作 $R\times C$ 列联表卡方检验时，如果某些格子的理论频数太小，理论上最好的处理方式是（　　）。

A. 增大样本含量，以达到增大理论频数的目的
B. 删去理论频数太小的格子所对应的行或列
C. 将理论频数太小的行或列合并，相应的实际频数相加
D. 采用四格表连续性校正的公式进行校正
E. 采用确切概率法

15. 在配对设计四格表资料中，为比较两方法总体检出率有无差异，下列说法正确的是（　　）。

A. H_0为两样本率相等
B. 可采用成组设计四格表资料的专用公式计算卡方值
C. 可以采用配对设计资料的 t 检验
D. 当有理论频数小于 5 时，需作连续性校正
E. 其自由度与成组设计四格表资料卡方检验的自由度相同

16. 欲研究某地 15 岁及以上城市居民的吸烟率随文化程度变化的趋势，可采用（　　）。
A. 拟合优度卡方检验　　B. 趋势卡方检验
C. 成组设计四格表资料的卡方检验　　D. 配对设计四格表资料的卡方检验
E. 成组设计四格表资料的确切概率法

17. 某医院为了解某新药治疗高血压的疗效，采用复方降压灵为对照药物，实验组 20 例高血压患者中有 15 例有效，对照组 19 人中 10 人有效。欲比较新药疗效是否优于复方降压灵，宜采用（　　）。
A. 成组设计四格表资料的卡方检验
B. 成组设计四格表资料的校正卡方检验
C. 配对设计四格表资料的卡方检验
D. 配对设计四格表资料的校正卡方检验
E. 成组设计四格表资料的确切概率法

二、计算分析题

1. 某研究者欲比较 A、B 两种药物治疗急性胃肠炎的疗效，将 152 例患者随机等分成两组，一组采用 A 药治疗，另一组采用 B 药治疗。3d 后观察疗效，以症状全部消失为有效，A 药组 60 例有效，B 药组 49 例有效。

（1）该研究属于何种类型的设计？该资料属于何种类型的资料？

（2）将资料整理成合理的统计表格。

（3）如果要比较 A、B 两种药物的疗效有无差异，宜选用何种统计方法？并写出具体的分析步骤。

2. 某研究者欲探讨痰培养和结核菌素试验两种方法在肺结核检出上的差异，选择 120 例疑似肺结核的患者，同时采用两种方法进行检查，结果两种方法均检出为肺结核的有 42 例，均未检出的有 18 例，痰培养检出而结核菌素试验未检出的有 50 例。

（1）将资料整理成合理的统计表格。

（2）该研究设计属于何种类型？该资料属于何种类型？

（3）若要比较两种方法的检出率有无差异，宜选用何种统计方法？并写出具体的分析步骤。

3. 某研究者欲比较甲、乙、丙 3 个乡镇大米中金属铬含量的合格率，分别在 3 个乡镇随机抽取 40 个农民，在他们家里抽取大米样品，检测结果见表 2-8-1。问 3 个乡镇的大米合格率有无差异？

表 2-8-1　3 个乡镇大米铬含量合格率的抽检结果

组别	合格	不合格	合计	合格率/%
甲	34	6	40	85.00
乙	23	17	40	57.50
丙	30	10	40	75.00
合计	87	33	120	72.50

4. 某研究者欲评价两种治疗方案治疗慢性胃炎的疗效，将 90 例患者随机等分为两组，分别采用中药和西药治疗。一个疗程后观察疗效，结果见表 2-8-2。

表 2-8-2　两种药物治疗慢性胃炎的疗效

组别	痊愈	显效	无效	有效率/%*
中药组	27	13	5	88.89
西药组	20	12	13	71.11

*有效＝痊愈＋显效

问：（1）若比较两药治疗慢性胃炎的疗效构成有无差异，宜选用何种统计方法？并写出具体的分析步骤。

（2）若比较两药治疗慢性胃炎的有效率有无差异，宜选用何种统计方法？

三、简答题

1. 简述卡方检验的基本思想。
2. 简述成组设计四格表资料卡方检验的应用条件。
3. 简述确切概率法的适用情况。

（费丽萍　叶运莉）

第九章　定量资料的统计推断——方差分析

一、选择题

1. 方差分析中，组间变异主要反映的是（　　）。

A. 处理因素的作用　　B. 抽样误差

C. 测量误差　　D. 随机误差，包括个体差异和测量误差

E. 系统误差

2. 完全随机设计方差分析中，若处理因素无作用，理论上应有（　　）。

A. $F=0$　　B. $F=1$　　C. $F<1$

D. $F>1$　　E. $F\neq 1$

3. 单因素方差分析中，F 统计量分子、分母的自由度各为（　　）。

A. k，n　　B. $k-n$，$n-k$　　C. $k-1$，$n-k$

D. $n-k$，$k-1$　　E. k，$n-1$

4. 三组均数比较的方差分析，其备择假设 H_1 应为（　　）。

A. $\mu_1=\mu_2=\mu_3$　　B. $\mu_1\neq\mu_2\neq\mu_3$

C. 任意两个总体均数间有差别　　D. 各总体均数不全相等

E. 至少有两个样本均数不等

5. 随机区组设计与完全随机设计相比，以下哪项是错误的（　　）。

A. 提高统计检验效率

B. 减少组内离均差平方和

C. 将区组的离均差平方和从完全随机设计的组内离均差平方和中分离出来

D. 增加了组间离均差平方和

E. 区组设计要求区组间差异较大，区组内差异较小

6. 随机区组设计资料的方差分析，对区组因素进行检验时所比较的界值是 $F_{0.05(7,14)}$，据此推断资料总例数为（　　）。

A. 21　　B. 15　　C.16

D. 24　　E. 22

7. 当组数等于 2 时，对于完全随机设计的方差分析与成组设计 t 检验的结果，说法正确的是（　　）。

A. t 检验结果优于方差分析　　B. 方差分析优于 t 检验

C. 完全等价，且 $F=t$　　D. 完全等价，且 $F=t^2$
E. 完全等价，且 $F=\sqrt{t}$

8. 适用于多个实验组与一个对照组间比较的方法为（　　）。
A. LSD-t 检验　　B. SNK-q 检验　　C. Dunnett-t 检验
D. 三者皆是　　E. 三者皆不是

9. 2×3 析因设计表示（　　）。
A. 2 个因素，每个因素 3 个水平
B. 3 个因素，每个因素 2 个水平
C. 2 个因素，一个因素 2 个水平，一个因素 3 个水平
D. 2 个水平，一个水平 2 个因素，一个水平 3 个因素
E. 1 个因素，一共 6 个水平

10. 关于两阶段交叉设计资料的方差分析，说法错误的是（　　）。
A. 样本来自正态分布的总体
B. 样本应遵循随机原则分组
C. 两阶段间一定设一个洗脱阶段
D. 两阶段交叉所接受的处理因素不必随机安排
E. 各总体方差相等

二、计算分析题

1. 某医生研究不同方案治疗缺铁性贫血的效果，将 36 名缺铁性贫血患者随机等分为 3 组，分别给予一般疗法、一般疗法＋药物 A 低剂量（一般疗法＋A1）、一般疗法＋药物 A 高剂量（一般疗法＋A2）3 种处理，测量 1 个月后患者红细胞的升高数，结果如表 2-9-1 所示。问 3 种治疗方案的效果有无差异？

表 2-9-1　3 种方案治疗缺铁性贫血患者 1 个月后红细胞升高数

一般疗法/($\times 10^{12}$/L)	一般疗法＋A1/($\times 10^{12}$/L)	一般疗法＋A2/($\times 10^{12}$/L)
0.81	1.32	2.35
0.75	1.41	2.50
0.74	1.35	2.43
0.86	1.38	2.36
0.82	1.40	2.44
0.87	1.33	2.46
0.75	1.43	2.40
0.74	1.38	2.43
0.72	1.40	2.21
0.82	1.40	2.45
0.80	1.34	2.38
0.75	1.46	2.40

2. 请根据表 2-9-2 所给数据完成该资料的方差分析表（表 2-9-3）。

表 2-9-2　各组基本统计量

分组	n	$\bar{X}$	S
A	8	24.3	3.5
B	6	32.0	5.3
C	5	22.0	4.4
D	8	21.0	4.7

表 2-9-3　方差分析表

变异来源	SS	ν	MS	F
组间变异				
组内变异				
总变异				

3. 将 18 名原发性血小板减少症患者按年龄相近的原则分为 6 个区组，每个区组中的 3 名患者随机分配到 A、B、C 3 个治疗组中，治疗后的血小板升高情况见表 2-9-4，问 3 种治疗方法的疗效有无差别？

表 2-9-4　不同年龄组经 3 种治疗方法后血小板的升高值

年龄组	A/(×10^9/L)	B/(×10^9/L)	C/(×10^9/L)
1	3.8	6.3	8.0
2	4.6	6.3	11.9
3	7.6	10.2	14.1
4	8.6	9.2	14.7
5	6.4	8.1	13.0
6	6.2	6.9	13.4

4. 某研究所人员以纯苯注射大鼠，制成染毒模型，同时设置未染毒组。两组大鼠均按是否给增白细胞药分为给药组和不给药组，测得结果见表 2-9-5。试分析增白细胞药有无效果。其对染毒大鼠和未染毒大鼠的作用是否不同？

表 2-9-5　各组大鼠白细胞数

未染毒组/(×10^9/L)		染毒组/(×10^9/L)	
不给药	给药	不给药	给药
3.80	3.88	1.85	1.94
3.90	3.84	2.01	2.25
4.06	3.96	2.10	2.03
3.85	3.92	1.92	2.10
3.84	3.80	2.04	2.08

三、简答题

1. 简述方差分析的基本思想。
2. 简述方差分析的应用条件。

（杨　超）

第十章 秩和检验

一、选择题

1. 成组设计多样本定量资料的比较，当资料的分布类型不清时宜选择（　　）。
   A. t 检验　　B. z 检验　　C. 秩和检验
   D. 卡方检验　　E. 方差分析
2. 符合 t 检验条件的定量资料如果采用秩和检验，不拒绝 H_0 时（　　）。
   A. Ⅰ型错误增大　　B. Ⅱ型错误增大
   C. Ⅰ型错误减少　　D. Ⅱ型错误减少
   E. 对Ⅰ型错误和Ⅱ型错误都无影响
3. 在配对设计的秩和检验中，统计量 T 和 P 值的关系描述正确的是（　　）。
   A. T 落在界值范围内，则 P 值大于相应的 α
   B. T 落在界值范围上限外，则 P 值大于相应的 α
   C. T 落在界值范围下限外，则 P 值大于相应的 α
   D. T 落在界值范围上，则 P 值大于相应的 α
   E. 以上均不正确
4. 比较两组等级资料在等级上有无统计学差异宜采用（　　）。
   A. t 检验　　B. 秩和检验　　C. F 检验
   D. 卡方检验　　E. z 检验
5. 在进行成组设计两样本秩和检验时，其 H_0 是（　　）。
   A. 两样本对应的总体均数相同　　B. 两样本均数相同
   C. 两样本对应的总体分布相同　　D. 两样本的中位数相同
   E. 以上均不正确
6. 对于配对设计的秩和检验，其 H_0 为（　　）。
   A. 样本的差值应来自均数为 0 的正态总体
   B. 样本的差值应来自均数为 0 的非正态总体
   C. 样本的差值来自中位数为 0 的总体
   D. 样本的差值来自方差齐性和正态分布的总体
   E. 以上均不正确

7. 欲比较甲、乙两种检验方法测量结果是否一致，采用配对秩和检验时，若有两个差值为 0，则下面说法正确的是（　　）。

A. 其秩次为 1、2
B. 其秩次均为 0
C. 不对其进行编秩，且样本含量为 n–2
D. 其秩次均为 1.5
E. 以上均不正确

8. 在等级分组资料的秩和检验中，各等级的平均秩次为（　　）。
A. 该等级的秩次范围的上界
B. 该等级的秩次范围的下界
C. 该等级的秩次范围的上界、下界的均数
D. 该等级的秩次范围的上界、下界之和
E. 以上都不正确

9. 按等级分组的资料作秩和检验时，如果用 H 值而不用校正后的 H_c 值，则会(　　)。
A. 提高检验的灵敏度
B. 会把一些无差别的总体推断成有差别
C. 会把一些有差别的总体推断成无差别
D. Ⅰ型与Ⅱ型错误概率不变
E. Ⅰ型错误增大

10. 在配对设计的秩和检验中，关于其检验统计量 T 的说法正确的是（　　）。
A. 正差值秩和 T_+ 为 T
B. 负差值秩和 T_- 为 T
C. T_+ 与 T_- 之和为 T
D. $N(N+1)/2$
E. 任取 T_+ 或 T_- 为 T

11. 比较两种方法测定 12 种面包中砷含量的差异，用配对秩和检验作统计推断，则编秩的方法是（　　）。
A. 两种方法测定的砷含量的差值由小到大编秩，差值为 0 则舍去不计
B. 两种方法测定的砷含量统一从小到大编秩
C. 两种方法测定的砷含量的差值的绝对值由小到大编秩，差值为 0 则舍去不计
D. 两种方法测定的砷含量各自从小到大编秩
E. 以上均不正确

二、计算分析题

1. 表 2-10-1 是 8 名健康成年男子服用肠溶醋酸棉酚片前后的精液检查结果，服用时间为 1～3 个月，问服药后精液中精子浓度有无下降？

表 2-10-1　服药前后精子浓度　（单位：$\times 10^4$/mL）

编号	1	2	3	4	5	6	7	8
服药前	6 000	22 000	5 900	4 400	6 000	6 500	26 000	5 800
服药后	660	5 600	3 700	5 000	6 300	1 200	1 800	2 200

2. 某医生欲研究白细胞（WBC）倍增现象是否会影响白血病患者的生存时间，分别随访了出现和未出现白细胞倍增的白血病患者各 8 例，得其生存时间(月)见表 2-10-2。

表 2-10-2　两种白血病患者生存时间的比较　（单位：月）

有白细胞倍增	秩次	无白细胞倍增	秩次
2.00		3.50	
3.00		5.00	
4.00		7.00	
5.00		8.00	
5.50		12.00	
6.00		15.00	
6.50		17.00	
10.00		>20.00	
秩和	$T_1=$	秩和	$T_2=$

就该资料分析下列问题。

（1）对该资料进行编秩并求秩和，以便进行统计分析。

（2）两组的理论秩和分别为多少？

（3）对该资料进行统计分析。

3. 对 20 名正常人和 32 名铅作业工人的尿液棕色程度做定性检查，结果见表 2-10-3。问铅作业工人尿液棕色程度与正常人是否不同？

表 2-10-3　正常人和铅作业工人尿液棕色程度的检查结果

棕色程度	人数	
	正常人	铅作业工人
−	18	8
+	2	10
++	—	7
+++	—	3
++++	—	4

4. 用三种药物去除钉螺，每批用 200 只活钉螺，用药后清点每批钉螺的死亡数并计算死亡率，结果见表 2-10-4。问三种药物去除钉螺的效果有无差别？

表 2-10-4　三种药物去除钉螺死亡率的比较

甲药/%	乙药/%	丙药/%
22.5	16.0	6.5
35.5	20.5	9.0
30.5	22.5	8.5

续表

甲药/%	乙药/%	丙药/%
26.0	29.0	8.0
39.0	26.0	24.0
36.1	26.7	35.4
97.1	35.7	10.1
9.4	62.4	14.8

三、简答题

1. 简述参数检验与非参数检验的区别。

2. 简述秩和检验的选用原则。

3. 对于某成组设计的两组等级数据作差异性比较，分别采用卡方检验和秩和检验，其结论有何不同？

（刘　娅）

第十一章　双变量关联性分析与直线回归分析

一、选择题

1. Pearson 相关系数的假设检验，其自由度为（　　）。

A. $n-1$　　B. $2n-1$　　C. $2(n-1)$

D. n　　E. $n-2$

2. $|r|>r_{0.05,\nu}$时，可认为两变量 x、y 间（　　）。

A. 有一定关系　　B. 有正相关关系　　C. 有递增关系

D. 肯定有直线关系　　E. 有线性相关关系存在

3. 如果直线相关系数 $r=1$，则一定有（　　）。

A. $SS_{总}=SS_{残}$　　B. $SS_{回}=SS_{残}$　　C. $SS_{总}=SS_{回}$

D. $MS_{总}=MS_{回}$　　E. $SS_{总}>SS_{回}$

4. 相关分析是研究（　　）。

A. 变量之间的数量关系

B. 变量之间的变动关系

C. 变量之间相互关联的密切程度和方向

D. 变量之间的因果关系

E. 以上都不是

5. 某医师拟用光密度值来推测食品中亚硝酸盐的含量，应选用的统计方法是（　　）。

A. t 检验　　B. 方差分析　　C. 相关分析

D. χ^2 检验　　E. 回归分析

6. 某放射科医生收集到脑外伤患者 20 例，观察脑出血直径和患者昏迷程度（轻度、中度、重度），欲分析昏迷程度是否与脑出血直径有关，可进行（　　）。

A. Pearson 相关分析　　B. Spearman 秩相关分析

C. 两小样本比较的 t 检验　　D. 方差分析

E. χ^2 检验

7. 对 20 名大学男生身高和体重的数据进行直线相关分析，对算出的 r_1 进行假设检验得 $P<0.05$；对他们 100 米跑成绩和 200 米跑成绩也进行相关分析，将算出的 r_2 进行假设检验得 $P<0.01$。则可以认为大学男生（　　）。

A. 身高与体重的关系比 100 米成绩与 200 米成绩的关系密切

B. 100 米成绩与 200 米成绩的关系比身高与体重的关系密切
C. 更有理由认为身高与体重之间有直线关系
D. 更有理由认为 100 米成绩与 200 米成绩之间有直线关系
E. 两组变量间关系同样密切

8. 对一组符合双变量正态分布的资料进行直线相关分析和直线回归分析，以下正确的是（　　）。

A. $\rho=0$时，$r=0$　　B. $|r|>0$时，$b>0$　　C. $r>0$时，$b<0$
D. $r<0$时，$b<0$　　E. $|r|=1$时，$b=1$

9. 最小二乘法的原理是各观测点距回归直线的（　　）。

A. 纵向距离相等　　B. 纵向距离平方和最小
C. 纵向距离最小　　D. 垂直距离相等
E. 垂直距离平方和最小

10. 两变量之间线性依存关系的程度越高，则相关系数（　　）。

A. 越接近于−1　　B. 越接近于 1　　C. 越接近于 0
D. 绝对值越接近 1　　E. 以上都不是

11. 若直线回归系数 $b=0$，则一定有（　　）。

A. 截距等于 0　　B. 截距等于 $\bar{y}$　　C. $SS_{残}$ 等于 0
D. $SS_{总}$ 等于 0　　E. $SS_{残}$ 等于 $SS_{回}$

12. 对于一个双变量正态分布的资料，两变量 x 与 y 的标准差相等，以下正确的是（　　）。

A. $b=a$　　B. $b=r$　　C. $b=1$
D. $r=1$　　E. $a=1$

13. 由样本算得两变量的相关系数为 r，其假设检验结果为 $P<0.01$，则（　　）。

A. 两变量之间有高度相关性　　B. r 来自高度相关的总体
C. r 来自总体相关系数为 0 的总体　　D. r 来自总体相关系数不为 0 的总体
E. r 来自总体相关系数大于 0 的总体

二、计算分析题

1. 某研究者收集了 10 名 30～40 岁健康成年男子的体重指数与收缩压，如表 2-11-1 所示，试分析两者间是否有关联。若怀疑体重指数对收缩压有影响，试作回归分析。

表 2-11-1　10 名健康成年男子的体重指数与收缩压

编号	体重指数/(kg/m^2)	收缩压/mmHg
1	24.8	125
2	23.2	140
3	20.5	115
4	21.6	112
5	22.9	126

续表

编号	体重指数/(kg/m²)	收缩压/mmHg
6	23.5	123
7	20.7	116
8	19.5	110
9	22.3	129
10	25.6	130

2. 某医院分别用甲、乙两种方法对已经确诊的 60 名心脏病患者进行检查，结果如表 2-11-2 所示。请问两种方法的检查结果是否有关联？

表 2-11-2　60 名心脏病患者两种方法的检查结果

乙法	甲法		合计
	阳性	阴性	
阳性	35	8	43
阴性	7	10	17
合计	42	18	60

3. 两名放射科医生对 10 张肺部 X 线片的评定结果如表 2-11-3 所示，问他们的评定结果是否相关？

表 2-11-3　两名放射科医生对 10 张肺部 X 线片的评定结果

编号	医生甲	医生乙
1	+	±
2	++	++
3	±	+
4	−	−
5	+	++
6	++	+++
7	+++	++
8	++	+++
9	+++	+++
10	−	±

三、简答题

1. 简述直线相关分析与等级相关分析的区别与联系。
2. 简述直线相关分析与直线回归分析的区别与联系。
3. 简述决定系数（R^2）的含义。

（杨　超）

第十二章　生存分析

一、选择题

1. 对肺癌患者术后进行随访所得到的资料进行生存分析时，不属于截尾资料的是（　　）。

A. 随访结束时仍存活者　　B. 随访期内失去联系者
C. 随访期内死于肺癌者　　D. 随访期内死于车祸者
E. 随访期内死于乳腺癌者

2. 生存曲线下降的坡度越平缓，表示（　　）。

A. 生存时间越长　　B. 生存时间越短　　C. 生存概率越小
D. 与生存时间无关　　E. 以上均不是

3. 生存分析中，描述生存时间的集中趋势宜用（　　）。

A. 百分位数　　B. 几何均数　　C. 中位数
D. 众数　　E. 算术平均数

4. 生存曲线纵坐标取值为 0.5 时所对应点的横坐标为（　　）。

A. 生存率　　B. 生存曲线　　C. 中位生存时间
D. 50%生存概率　　E. 平均年龄

5. 分组资料的生存率估计，应该采用（　　）。

A. Kaplan-Meier 法　　B. 寿命表法　　C. A、B 均可用
D. A、B 均不可用　　E. 以上都不对

6. 下列关于生存概率和生存率的叙述，正确的是（　　）。

A. 生存概率随时间增加而增大　　B. 生存率随时间增加而增大
C. 生存率不会随时间发生变化　　D. 生存率是生存概率的累积
E. 以上都不对

7. 生存曲线的纵坐标为（　　）。

A. 生存率　　B. 生存时间　　C. 中位生存时间
D. 生存概率　　E. 平均生存时间

8. 下列有关 Log rank 检验的叙述，正确的是（　　）。

A. 是一种参数检验
B. 仅适用于两组生存曲线的比较

C. 仅适用于分组资料
D. 仅适用于未分组资料
E. 既适用于分组资料，又适用于未分组资料

9. 下面关于“死亡事件”的叙述，正确的是（　　）。
A. 导致观察对象中途退出的事件
B. 一般是研究者在资料分析阶段确定的
C. 特指引起生物体死亡的事件
D. 泛指处理措施失败或失效的特征事件
E. 以上都不对

10. 下列不属于生存资料分析方法的是（　　）。
A. Cox 回归模型　B. 寿命表法　C. 方差分析
D. Log rank 检验　E. Kaplan-Meier 法

11. 下列适合用 Cox 回归分析的是（　　）。
A. 因变量为有序分类变量资料
B. 因变量为二分类变量资料
C. 因变量为服从正态分布的资料
D. 因变量为服从 Poisson 分布的资料
E. 因变量为生存时间资料，存在截尾数据

12. Cox 回归模型的基准风险率（　　）。
A. 服从正态分布　B. 等于一个常数
C. 一般情况下已知　D. 服从指数分布
E. 一般情况下已知

13. 某医生随访了 220 例肺癌术后患者，得到了生存时间随访资料，欲分析多个预后因素对生存结果的影响，宜选用（　　）。
A. 多重线性回归　B. Cox 比例风险回归模型
C. Logistic 回归　D. Log rank 检验
E. t 检验

二、计算分析题

1. 30 例肺癌患者采用同一种方式进行治疗，随访到 2013 年年底，结果见表 2-12-1。请计算生存率及标准误、中位生存时间，并绘制生存曲线。

表 2-12-1　30 例肺癌患者的随访资料

患者编号	随访天数	终止原因	患者编号	随访天数	终止原因
1	25	肺癌	5	87	肺癌
2	395	肺癌	6	2589	肺癌
3	854	车祸	7	352	失去联系
4	9581	仍存活	8	69	仍存活

续表

患者编号	随访天数	终止原因	患者编号	随访天数	终止原因
9	458	心脏病	20	245	肺癌
10	125	仍存活	21	254	肺癌
11	95	肺癌	22	87	失去联系
12	16	失去联系	23	178	肺癌
13	548	肺癌	24	1587	失去联系
14	1548	肺癌	25	556	肺癌
15	825	仍存活	26	789	仍存活
16	1 256	仍存活	27	2462	车祸
17	3356	肺癌	28	1445	肺癌
18	18	仍存活	29	1287	失去联系
19	658	肺癌	30	985	车祸

2. 某医师对 188 例乳腺癌患者术后生存情况进行了随访，资料见表 2-12-2。请计算乳腺癌术后各年的生存率及标准误、中位生存时间，并绘制生存曲线。

表 2-12-2　188 例乳腺癌患者术后生存情况的随访资料

术后年数	失访人数	死亡人数	术后年数	失访人数	死亡人数
0～	6	13	5～	3	13
1～	7	15	6～	3	11
2～	5	25	7～	1	7
3～	5	35	8～	0	4
4～	6	25	9～10	1	3

3. 30 例胃癌患者随机分成两组，一组采用纯中药治疗，另一组采用中西药结合治疗，治疗后随访的生存时间见表 2-12-3。

表 2-12-3　30 例胃癌患者的随访资料

治疗方法	生存时间/d														
纯中药组	12	14	56	225	356	410	456	465^+	542	785	982^+	1856^+	2458^+	2560^+	3276^+
中西药结合组	14	20	28	85	90	110	182	199	210	240	680	810	1230	1880^+	1980^+

就该资料分析下列问题。

（1）试估计中西药结合组各时点的生存率及其标准误。

（2）比较两种方案治疗胃癌疗效的优劣。

4. 某医生欲探讨影响结肠癌术后生存（包括复发或转移）时间长短的预后因素，随访观察了 60 例采用手术切除治疗结肠癌的患者，随访内容包括患者的性别、年龄（岁）、梗阻、生长方式、术后化疗等指标，随访时间以月为单位，观察终点为结肠癌复发或转移。随访资料见表 2-12-4，各指标的定义及赋值见表 2-12-5。该医生以观察终点（是否复发或转移）为因变量（未考虑生存时间），采用 Logistic 回归进行分析，筛选出结肠癌预后的影响因素为梗阻和术后化疗，且梗阻与生存时间呈负相关，为危险因素，术后化疗与生存时间呈正相关，为保护因素。有研究者认为该方法不对，认为应当以生存时间为因变量作多重线性回归。

问：（1）该随访资料有何特点？

（2）该研究者的统计分析是否正确？为什么？

（3）如果不正确，请写出正确的结果。

表 2-12-4　60 例结肠癌手术切除患者的随访资料

Id	Time	Status	X_1	X_2	X_3	X_4	X_5	Id	Time	Status	X_1	X_2	X_3	X_4	X_5
1	39	0	57	1	0	0	1	31	8	0	64	1	0	1	1
2	56	0	47	1	1	1	1	32	42	0	49	1	0	1	1
3	33	0	65	1	0	1	1	33	57	1	59	1	1	1	0
4	12	1	51	0	1	0	0	34	59	0	56	1	0	0	0
5	48	0	45	0	0	0	0	35	40	0	63	0	1	1	1
6	46	0	47	1	0	1	0	36	46	1	70	1	0	0	0
7	21	1	58	1	1	0	0	37	45	1	72	0	1	0	1
8	44	0	62	1	1	0	1	38	52	1	66	1	1	1	0
9	18	0	43	0	0	0	1	39	58	0	63	1	0	0	1
10	6	1	51	1	1	1	0	40	53	0	52	1	0	1	1
11	35	0	49	1	1	0	1	41	24	1	55	1	1	0	0
12	23	1	66	1	0	0	0	42	54	0	42	0	0	1	0
13	56	0	43	1	0	1	1	43	47	0	38	1	1	0	1
14	16	1	60	1	0	1	0	44	46	0	71	1	0	0	0
15	46	1	50	0	0	0	0	45	24	1	39	1	0	1	0
16	24	0	54	1	0	1	1	46	36	0	46	0	0	0	1
17	25	0	39	1	0	0	0	47	53	0	44	1	1	0	1
18	59	0	58	0	0	0	1	48	59	1	56	1	1	1	0
19	33	0	36	1	0	1	1	49	52	0	54	1	0	0	1
20	19	0	69	1	0	1	0	50	16	0	68	1	0	1	0
21	38	1	44	1	1	1	0	51	48	0	49	1	0	1	1
22	46	0	51	1	0	0	0	52	37	0	67	1	0	1	0
23	9	0	47	1	0	0	1	53	41	0	66	1	0	0	1
24	24	1	68	0	1	1	0	54	57	0	53	1	0	0	0
25	37	0	62	1	0	0	1	55	50	0	53	1	0	1	1
26	49	1	58	1	1	0	0	56	44	0	38	0	0	1	1
27	52	1	55	1	1	1	0	57	28	0	64	0	0	0	1
28	43	1	35	1	1	1	0	58	46	0	50	0	1	1	1
29	56	0	40	1	0	0	0	59	49	1	52	1	1	1	1
30	36	0	66	1	0	0	0	60	35	1	47	1	1	0	1

表 2-12-5 结肠癌术后的预后影响因素及赋值

变量	含义	赋值
Id	编号	
Time	生存时间	实测值（月）
Status	结果	0 为截尾；1 为复发或转移
X_1	年龄	实测值（岁）
X_2	性别	0 为女；1 为男
X_3	梗阻	0 为无；1 为有
X_4	生长方式	0 为膨胀型；1 为浸润型
X_5	术后化疗	0 为无；1 为有

三、简答题

1. 简述生存分析中截尾数据的常见原因。
2. 简述生存率与生存概率的区别与联系。
3. 生存时间能计算均数和标准差吗？
4. 简述两样本比较的生存资料不宜采用 t 检验或 χ^2 检验进行分析的理由。
5. 在肺癌预后分析中，死于非肺癌患者的数据怎样处理？
6. 生存分析可用于分析发病资料吗？请举例说明。
7. Cox 回归模型可估计参数，故属于参数方法，此种说法正确吗？
8. Cox 回归模型中，偏回归系数 β_i 的意义是什么？

（张俊辉）

第十三章　多重线性回归分析

一、选择题

1. 多重线性回归分析中，反映回归平方和在因变量 Y 的总离均差平方和中所占比重的统计量是（　　）。

A. 复相关系数　　B. 偏相关系数　　C. 偏回归系数
D. 回归均方　　E. 决定系数 R^2

2. 可用来进行多重线性回归方程的拟合优度检验是（　　）。

A. t 检验　　B. F 检验　　C. 卡方检验
D. 决定系数　　E. 校正决定系数

3. 在疾病发生危险因素的研究中，采用多重线性回归分析的主要目的是（　　）。

A. 提高分析效率　　B. 去除共线性的影响　　C. 节约样本
D. 控制混杂因素的影响　　E. 减少异常值的影响

4. 对同一资料作多重线性回归分析，若要比较两个自变量个数不同的回归方程的优势，应选择（　　）。

A. 决定系数　　B. 校正决定系数　　C. 偏回归平方和
D. 复相关系数　　E. 相关系数

5. 多重线性回归分析中，对回归方程作方差分析，检验统计量 F 值反映的是（　　）。

A. 回归方程的拟合优度
B. 自变量之间是否存在共线性
C. 自变量与因变量间存在的线性回归关系是否较强
D. 部分自变量与因变量间是否存在线性回归关系
E. 所有自变量与因变量间是否存在线性回归关系

6. 在多重线性回归分析中，若对某个自变量的值都乘以一个不等于 0 的常数 k，则（　　）。

A. 偏回归系数和决定系数均改变
B. 偏回归系数与标准回归系数均改变
C. 偏回归系数不变、标准回归系数改变
D. 偏回归系数改变、标准回归系数不变
E. 偏回归系数与标准回归系数均不改变

7. 多重线性回归中要说明哪个变量对因变量作用大，应采用（　　）。

A. 回归系数　　B. 标准化回归系数　　C. 回归系数的标准误

D. 回归系数检验的 t 值　　E. 回归系数检验的 P 值

二、计算分析题

1. 有研究者认为，血清中高密度脂蛋白（HDL）降低和低密度脂蛋白（LDL）增高是引起动脉硬化的一个重要原因。为了探讨血清中高密度脂蛋白和低密度脂蛋白对动脉硬化的诊断价值，该研究者测量了 28 名动脉硬化疑似患者的载脂蛋白 AⅠ、载脂蛋白 B、载脂蛋白 E、载脂蛋白 C、低密度脂蛋白中的胆固醇、高密度脂蛋白中的胆固醇含量，变量名及赋值见表 2-13-1，数据见表 2-13-2。

就该资料分析下列问题。

（1）采用逐步回归法分别建立低密度脂蛋白中的胆固醇含量 Y_1 和高密度脂蛋白中的胆固醇含量 Y_2 与 X_1、X_2、X_3、X_4 的多重线性回归模型。

（2）作高、低密度脂蛋白中的胆固醇含量的比值（Y_2/Y_1）与 X_1、X_2、X_3、X_4 的逐步回归分析，并与（1）的结果进行比较。

表 2-13-1　变量名及赋值

变量	含义
ID	编号
Y_1	低密度脂蛋白
Y_2	高密度脂蛋白
X_1	载脂蛋白 AⅠ
X_2	载脂蛋白 B
X_3	载脂蛋白 E
X_4	载脂蛋白 C

表 2-13-2　28 名动脉硬化疑似患者的测量资料　（单位：mg/dL）

ID	Y_1	Y_2	X_1	X_2	X_3	X_4
1	161	43	140	132	6.4	17.7
2	187	85	172	123	8.6	18.9
3	214	65	175	159	12.1	20.2
4	134	81	198	112	6.9	16.7
5	187	38	118	136	7.1	15.6
6	138	51	139	94	8.6	13.6
7	171	40	131	154	11.2	21.5
8	136	62	172	105	7.1	14.6
9	148	42	158	141	9.7	29.6
10	113	37	132	151	7.5	17.2
11	146	70	163	111	6.0	15.9

续表

ID	Y_1	Y_2	X_1	X_2	X_3	X_4
12	135	62	170	127	8.4	24.7
13	122	38	131	131	13.8	29.2
14	81	41	144	113	10.1	42.8
15	186	56	162	138	7.2	20.8
16	157	58	169	129	8.5	16.7
17	215	65	153	133	8.5	16.9
18	197	47	129	138	6.3	10.1
19	137	54	147	110	8.5	18.4
20	144	74	175	111	4.1	27.2
21	156	49	166	148	11.5	33.4
22	156	69	185	118	6.0	17.5
23	91	39	137	111	9.4	25.9
24	184	40	110	149	9.5	24.7
25	118	57	160	86	5.3	10.8
26	126	34	111	122	8.0	16.5
27	126	72	204	122	6.1	21.0
28	131	51	130	102	6.5	13.3

2. 某种特殊营养素缺乏时，儿童年龄（岁）、身高（cm）与体重（kg）的测定结果见表 2-13-3。就该资料分析下列问题。

（1）请建立年龄、身高与体重的多重线性回归方程。

（2）对回归方程作检验。

（3）计算复相关系数与决定系数。

（4）计算年龄和身高的标准化偏回归系数。

表 2-13-3　儿童身高、年龄、体重的测定值

编号 i	1	2	3	4	5	6	7	8	9	10	11	12
身高 X_1/cm	146	151	125	156	128	127	139	121	108	107	154	149
年龄 X_2/岁	8	10	6	11	8	7	10	9	10	6	12	9
体重 Y/kg	29	31	24	30	25	26	34	25	24	23	34	30

三、简答题

1. 多重线性回归模型中，偏回归系数 β_i 的意义是什么？
2. 多重线性回归模型应该满足什么条件？
3. 多重线性回归模型的用途是什么？

（张俊辉）

第十四章　Logistic 回归分析

一、选择题

1. Logistic 回归对自变量的要求是（　　）。
   A. 必须正态和方差齐　　B. 必须是二分类资料
   C. 可以是二分类资料或等级资料　　D. 要有两个或两个以上的自变量
   E. 不能是连续性资料
2. Logistic 回归与多重线性回归比较（　　）。
   A. Logistic 回归的自变量是分类变量
   B. 多重线性回归的因变量是分类变量
   C. Logistic 回归和多重线性回归的因变量都可以是分类变量
   D. Logistic 回归的因变量必须是分类变量
   E. 多重线性回归的自变量必须是分类变量
3. Logistic 回归适用于资料的因变量为（　　）。
   A. 二分类变量　　B. 无序多分类变量　　C. 有序多分类变量
   D. 连续型定量变量　　E. A、B、C 都对
4. Logistic 回归系数与比值比 OR 的关系为（　　）。
   A. $\beta>0$ 等价于 OR＞1　　B. $\beta>0$ 等价于 OR＜1　　C. $\beta<0$ 等价于 OR＜1
   D. $\beta=0$ 等价于 OR = 1　　E. A、C、D 都对
5. Logistic 回归可用于（　　）。
   A. 分析影响因素　　B. 预测　　C. 校正混杂因素
   D. 仅有 A、C　　E. A、B、C 都对
6. Logistic 回归自变量为多分类变量时，宜按哑变量处理，与其他变量一起进行筛选时可用（　　）。
   A. 软件自动筛选的前进法
   B. 软件自动筛选的后退法
   C. 软件自动筛选的逐步回归法
   D. 应将几个哑变量作为一个因素，整体进出回归方程
   E. A、B、C 都对

二、计算分析题

为了探讨冠心病发生的有关危险因素，对 24 例冠心病患者和 25 例对照者进行病例-对照研究，调查记录了 5 个可能的危险因素，变量名及赋值见表 2-14-1，病例对照研究原始数据见表 2-14-2。

试用 Logistic 逐步回归分析方法筛选危险因素，并分析各自变量的作用大小。

表 2-14-1　变量名及赋值

变量	含义	赋值
ID	编号	
Y	冠心病	0 为否；1 为是
X_1	年龄	实测值（岁）
X_2	吸烟	0 为不吸；1 为吸
X_3	BMI	0 为小于 24；1 为 24～26；2 为大于 26
X_4	高血脂史	0 为无；1 为有
X_5	高血压史	0 为无；1 为有

表 2-14-2　冠心病危险因素病例对照研究原始数据

ID	Y	X_1	X_2	X_3	X_4	X_5	ID	Y	X_1	X_2	X_3	X_4	X_5
1	0	63	0	0	0	1	26	1	50	1	1	0	1
2	0	46	0	0	0	0	27	1	62	1	1	1	0
3	0	52	1	0	0	1	28	1	50	1	0	1	0
4	0	49	1	0	0	0	29	1	49	1	0	0	0
5	0	58	1	0	0	0	30	1	48	0	0	1	0
6	0	61	1	1	0	0	31	1	46	1	0	0	0
7	0	52	0	0	0	0	32	1	51	1	0	1	1
8	0	48	0	0	0	0	33	1	61	1	0	1	1
9	0	42	1	0	0	0	34	1	63	1	0	1	1
10	0	43	0	0	0	0	35	1	63	0	0	0	0
11	0	38	0	1	0	0	36	1	51	1	1	1	1
12	0	67	1	0	0	1	37	1	58	1	1	0	1
13	0	60	1	0	0	0	38	1	56	1	0	0	1
14	0	42	1	2	0	0	39	1	58	1	1	1	1
15	0	47	1	0	0	0	40	1	71	1	2	1	0
16	0	43	1	0	0	0	41	1	62	1	2	1	1
17	0	63	1	0	1	1	42	1	68	1	2	1	1
18	0	46	1	1	1	1	43	1	56	1	0	1	0
19	0	59	1	0	0	1	44	1	66	1	1	0	0
20	0	47	0	2	1	1	45	1	42	1	1	1	0
21	0	47	0	0	0	0	46	1	47	1	1	0	0
22	0	48	0	0	0	0	47	1	51	1	1	0	1
23	0	51	1	0	1	0	48	1	50	1	0	0	1
24	0	45	0	2	1	1	49	1	61	0	2	1	1
25	0	53	0	1	1	1							

三、简答题

1. 简述 Logistic 回归有哪些类型以及应如何选用。
2. 简述二分类 Logistic 回归的用途和对资料的要求。
3. 请写出二分类非条件 Logistic 回归中 β_0 和 β_i 的流行病学意义。
4. 分类变量赋值不同对 Logistic 回归有何影响？分析结果一致吗？
5. 条件 Logistic 回归与非条件 Logistic 回归有何区别？

（张俊辉）

第十五章　设　　计

一、选择题

1. 统计工作步骤中最关键的一步是（　　）。
   A. 分析资料　　B. 整理资料　　C. 搜集资料
   D. 设计　　E. 统计推断
2. 调查研究与实验研究的主要区别在于调查研究（　　）。
   A. 以人群为对象，实验研究以动物为对象
   B. 比实验研究要考虑更多的因素　　C. 不能人为施加干预措施
   D. 与实验研究相比需大量的基线资料　　E. 研究周期更长
3. 以下抽样方法中不属于概率抽样的是（　　）。
   A. 简单随机抽样　　B. 雪球抽样　　C. 整群抽样
   D. 分层抽样　　E. 多阶段抽样
4. 对调查表考评的三个主要方面是（　　）。
   A. 信度、效度、灵敏度　　B. 信度、效度、特异度
   C. 灵敏度、特异度、可接受性　　D. 信度、效度、可接受性
   E. 灵敏度、特异度、可靠性
5. 在样本含量相同时，相对而言何种抽样方法的抽样误差最大（　　）。
   A. 单纯随机抽样　　B. 分层抽样　　C. 系统抽样
   D. 整群抽样　　E. 分层整群抽样
6. 不是分层抽样优点的是（　　）。
   A. 抽样单位不是单个个体，而是群体
   B. 相比其他抽样方式，抽样误差小
   C. 便于对不同层采用不同的抽样方法
   D. 可以对不同层进行独立分析
   E. 不同层可按不同比例进行抽样
7. 实验设计应遵循的基本原则是（　　）。
   A. 随机化、对照、盲法　　B. 随机化、盲法、配对
   C. 随机化、重复、配对　　D. 随机化、对照、重复

E. 随机化、均衡、齐同

8. 实验设计的三个基本要素是（　　）。

A. 齐同、均衡、随机化　　B. 受试对象、实验效应、观察指标

C. 设置对照、重复、盲法　　D. 随机化、对照、重复

E. 干预措施、对象、效应

9. 用某疗法治疗急性腰扭伤患者 30 例，两周后 25 例患者痊愈，由此可认为（　　）。

A. 该疗法疗效好　　B. 该疗法疗效一般

C. 因无对照，尚不能说明该疗法的疗效如何

D. 因治疗例数少，尚不能说明该疗法的疗效如何

E. 未作假设检验不能说明疗效好坏

10. 下列关于样本含量的叙述，正确的是（　　）。

A. 样本含量越大越好　　B. 以实际可以收集到的样本例数为准

C. 时间、财力、人力等条件允许下的最大样本例数

D. 随意确定样本例数即可

E. 可根据样本含量的影响因素估计出最少的样本例数

11. Ⅰ型错误越小，所需样本含量（　　）。

A. 越大　　B. 越小　　C. 无影响

D. 越准确　　E. 越粗糙

12. 为评价某新药治疗高血压的疗效，将 100 例高血压患者随机分成两组，实验组采用新药治疗，对照组采用公认效果较好的药物治疗，这属于何种形式的对照（　　）。

A. 空白对照　　B. 安慰剂对照　　C. 实验对照

D. 历史对照　　E. 标准对照

13. 关于调查表的设计，下列说法不妥的是（　　）。

A. 每个项目要具体、明确　　B. 要考虑将来数据处理的方法

C. 调查项目的确定取决于调查目的

D. 必要的项目一项不少，不必要的项目一项不列

E. 必须先做大型的预调查

14. 为了解某校学生的出勤率，研究者从该校 60 个班中随机抽取 10 个班，然后调查这些班中的所有学生。此种抽样方法属于（　　）。

A. 系统抽样　　B. 分层抽样　　C. 单纯随机抽样

D. 整群抽样　　E. 多阶段抽样

二、简答题

1. 简述调查研究的两个明显特征。
2. 简述配对设计有哪些情形。
3. 简述对照包含哪几类。

（刘军祥）

第十六章 统计图表

一、名词解释

1. 统计表
2. 统计图

二、分析题

1. 指出表 2-16-1 的缺陷并作改进。

表 2-16-1 119 例宫颈糜烂冷冻治疗结果

	轻度糜烂		中度糜烂		重度糜烂		总计	
	例数	%	例数	%	例数	%	例数	%
治愈	39	32.77	11	9.24	2	1.68	52	43.70
好转	2	1.68	19	15.97	14	11.76	35	29.41
无效	8	6.72	7	5.88	17	14.29	32	26.89
合计	49		37		33		119	

2. 某医院对麦芽根糖浆治疗急慢性肝炎 161 例的疗效进行了观察，结果如表 2-16-2 所示，试作改进。

表 2-16-2 麦芽根糖浆治疗急慢性肝炎的疗效观察

效果 总例数	有效						无效	
	小计		近期痊愈		好转			
	例	占比/%	例	占比/%	例	占比/%	例	占比/%
161	108	67.1	70	43.5	38	23.6	53	32.9

3. 根据以下三例统计资料绘制合适的统计图。

（1）某地居民两次粪便寄生虫卵的检查结果见表 2-16-3。

表 2-16-3 某地居民两次粪便寄生虫卵的检查结果

寄生虫	第一次阳性率/%	第二次阳性率/%
蛔虫	91.43	86.39

续表

寄生虫	第一次阳性率/%	第二次阳性率/%
钩虫	61.22	31.36
鞭虫	17.14	16.51

（2）某部队 1997 年各月传染病发病人数见表 2-16-4。

表 2-16-4　某部队 1997 年各月传染病发病人数

月份	1	2	3	4	5	6	7	8	9	10	11	12	合计
传染病人数	3	4	7	14	9	14	17	104	58	12	5	2	249

（3）某医院 224 例胸膜炎患者的年龄分布见表 2-16-5。

表 2-16-5　某医院 224 例胸膜炎患者的年龄分布

年龄/岁	构成比/%
11～	4.1
16～	13.5
21～	44.6
31～	27.1
41～	8.9
51～	1.8
合计	100.0

（刘　娅）

综合练习题一

一、名词解释

1. 变异
2. 参数与统计量
3. 小概率事件原理
4. 统计推断
5. 抽样误差

二、选择题

1. 欲进行一项科学研究，何时开始运用统计学知识（　　）。
   A. 发表论文前　　B. 撰写论文时　　C. 试验结束后
   D. 申报成果前　　E. 制订研究计划时
2. 从总体中随机抽取样本的目的是（　　）。
   A. 研究样本统计量　　B. 研究误差
   C. 研究总体统计量　　D. 计算样本统计指标
   E. 由样本统计量推断总体参数
3. 下列哪项指标为统计量（　　）。
   A. μ　　B. σ　　C. π
   D. $S_{\bar{X}}$　　E. $\sigma_{\bar{X}}$

4. 正常成年男子的血铅含量服从正偏态分布，若作对数变换后呈正态分布，则描述血铅的平均水平宜采用（　　）。
   A. 均数　　B. 几何均数　　C. 中位数
   D. 标准差　　E. 众数
5. 偏态分布的数据，若作对数变换后仍呈偏态分布，则描述其集中趋势宜采用（　　）。
   A. 均数　　B. 几何均数　　C. 中位数
   D. 众数　　E. 方差
6. 描述一组呈偏态分布资料的集中趋势和离散趋势的指标是（　　）。
   A. 均数和标准差　　B. 均数和方差　　C. 均数和标准误
   D. 中位数和变异系数　　E. 中位数和四分位数间距

7. 当μ不变，而σ增大时，正态分布曲线（　　）。

A. 位置向右侧移动　　B. 位置向左侧移动

C. 观察值变异增大，曲线变平缓　　D. 观察值变异减小，曲线变陡峭

E. 观察值变异增大，曲线变陡峭

8. 正态分布曲线下（μ，$\mu+1.96\sigma$）内的面积（%）为（　　）。

A. 47.5　　B. 95.0　　C. 99.0

D. 2.5　　E. 50.0

9. 某项定量指标仅以过高为异常，且数据服从偏态分布，则其95%参考值范围是（　　）。

A. $\leqslant P_{95}$　　B. $\geqslant P_{95}$　　C. $\leqslant P_5$

D. $\leqslant P_{97.5}$　　E. （$P_{2.5}$，$P_{97.5}$）

10. 描述均数抽样误差大小的指标是（　　）。

A. 标准差　　B. 方差　　C. 标准误

D. 变异系数　　E. 离均差平方和

11. 从某地随机抽取30名7岁正常男童，测得其平均收缩压为91.6mmHg，标准差为8.3mmHg，则该地区7岁正常男童收缩压总体均数的95%置信区间为（　　）。

A. $91.6\pm1.96\times8.3$　　B. $91.6\pm1.96\times8.3/\sqrt{30}$

C. $91.6\pm t_{0.05/2,29}\times8.3/\sqrt{30}$　　D. $91.6\pm t_{0.01/2,29}\times8.3/\sqrt{30}$

E. $91.6\pm t_{0.05/2,29}\times8.3$

12. 某一正态分布的总体均数为μ，从中随机抽取n个数据（X），根据其均数（$\bar{X}$）和标准差（S）计算得一统计量为$(\bar{X}-\mu)/(S/\sqrt{n})$，则下列说法正确的是（　　）。

A. $\bar{X}\geqslant\mu$

B. 若进行重复抽样，则$\bar{X}$服从以μ为中心的正态分布

C. 若进行重复抽样，则$\bar{X}$服从以0为中心的正态分布

D. 若进行重复抽样，则该统计量服从以μ为中心的正态分布

E. 若进行重复抽样，则该统计量服从以0为中心的正态分布

13. 关于假设检验，下面哪一项说法是正确的（　　）。

A. 采用配对t检验还是两独立样本t检验是由该研究的设计方案决定的

B. 若$P>\alpha$，则接受H_0犯错误的概率很小

C. 若$P<\alpha$，则H_0成立的概率小于α

D. 单侧检验优于双侧检验

E. 检验水平α只能取0.05

14. 两独立样本均数比较的t检验若改为单因素的方差分析，则（　　）。

A. t检验结果更准确　　B. 方差分析更准确

C. 完全等价且$t=\sqrt{F}$　　D. 完全等价且$F=\sqrt{t}$

E. 方法错误

15. 完全随机设计方差分析中的组间均方是表示下列哪项的统计量（　　）。

A. 抽样误差大小

B. 某处理因素的效应作用大小

C. 全部数据的变异大小

D. 某处理因素的效应和随机误差两者综合影响的结果

E. 随机因素的效应大小

16. k 个组均数比较的方差齐性检验有统计学意义时，可认为（　　）。

A. σ_1^2，σ_2^2，…，σ_k^2 不全相等　　B. σ_1^2，σ_2^2，…，σ_k^2 全不相等

C. $\bar{X}_1$，$\bar{X}_2$，…，$\bar{X}_k$ 不全相等　　D. μ_1，μ_2，…，μ_k 不全相等

E. S_1^2，S_2^2，…，S_k^2 不全相等

17. 完全随机设计、随机区组设计的方差分析中，其SS及 ν 各分解为几部分（　　）。

A. 2，2　　B. 2，3　　C. 2，4

D. 3，3　　E. 3，2

18. 一种新的治疗方法可以延长生命，但不能治愈疾病，则会发生何种情况（　　）。

A. 该病患病率将增加　　B. 该病患病率将减少

C. 该病发病率将增加　　D. 该病发病率将减少

E. 对患病率和发病率均无影响

19. 已知某种疾病的患病率男性高于女性，但甲地人口男多于女，而乙地女多于男，欲比较甲、乙两地居民该病的总患病率，则恰当的比较方法是（　　）。

A. 两个率比较的卡方检验　　B. 分性别进行比较

C. 不具可比性，不能比较　　D. 对两个总体率的差异作假设检验

E. 按性别进行标准化后再进行比较

20. 某种药物的广告宣称："在服用本药物的1000名上呼吸道感染的儿童中，有980名儿童在72h内症状全部消失"，因此推断该药治疗儿童的上呼吸道感染是非常有效的，可以推广应用。这项推论（　　）。

A. 正确，因为有效率高达98.0%

B. 不正确，因为没有设立对照

C. 不正确，因为还未作假设检验就进行推断

D. 不正确，因为所作的比较不是按率计算的

E. 正确，因为样本含量非常大，抽样误差小

21. χ^2 分布曲线的形状（　　）。

A. 与样本含量有关　　B. 与自由度有关　　C. 同正态分布

D. 同 t 分布　　E. 为对称分布

22. 当四格表的周边合计数不变时，如果某个格子的实际频数有变化，则该格子的理论频数（　　）。

A. 随之改变　　B. 不变　　C. 增大

D. 减小　　E. 不确定

23. 某医师用A药治疗9例患者，治愈7人，用B药治疗10例患者，治愈1人，比较两种药物的疗效时，适宜的统计方法是（　　）。

A. t 检验　　B. z 检验　　C. χ^2 检验

D. 校正的 χ^2 检验　　E. 确切概率法

24. 成组设计三个样本率比较的卡方检验，若 $P < 0.05$，则结论是（　　）。

A. 三个样本率各不相同　　B. 三个样本率不全相同

C. 三个总体率各不相同　　D. 三个总体率不全相同

E. 至少有两个样本率不同

25. 下列不属于非参数统计方法的是（　　）。

A. 方差分析　　B. 秩和检验　　C. 卡方检验

D. H 检验　　E. 等级相关分析

26. 配对设计的 Wilcoxon 符号秩和检验中，通过秩和 T 值确定 P 值的方法是(　　)。

A. T 值即 t 值，查 t 界值表确定 P 值

B. T 值越大，P 值越大

C. T 值越大，P 值越小

D. T 值在 α 对应的界值范围内，P 小于相应的 α

E. T 值在 α 对应的界值范围内，P 大于相应的 α

27. 用两种方法分别测定车间空气中 CS_2 的含量（mg/m^3），10 个样品中只有 1 个样品用两法测定的结果相同，采用配对秩和检验时若正的秩次和为 10.5，则负的秩次和为（　　）。

A. 44.5　　B. 35.5　　C. 34.5

D. 79.5　　E. 无法计算

28. 成组设计两样本比较的秩和检验中，如相同秩次太多，应计算校正 z 值，校正结果使（　　）。

A. z 值增大，P 值减小　　B. z 值增大，P 值增大　　C. z 值减小，P 值增大

D. z 值减小，P 值减小　　E. 视资料具体情况而定

29. 秩和检验与 t 检验比较，其优点是（　　）。

A. 检验效率高　　B. 计算方法简单　　C. 公式更为合理

D. 不受分布限制　　E. 结论可信度高

30. 在相关系数的假设检验中，其 H_0 是（　　）。

A. $r=0$　　B. $\rho=0$　　C. $\rho=1$

D. $\rho\neq0$　　E. $r\neq0$

31. 第一组资料的相关系数 r_1 作假设检验得 $P < 0.05$，第二组资料的相关系数 r_2 作假设检验得 $P < 0.01$，则可以认为（　　）。

A. 第一组资料的两变量关系更密切

B. 第二组资料的两变量关系更密切

C. 至少能说明两组资料变量间的密切程度不一样

D. 很难说明哪组资料的变量关系更密切

E. 以上说法均不对

32. 直线回归系数的假设检验，其自由度为（　　）。

A. n　　B. $2n$　　C. $n-2$

D. $n-1$　　E. $2n-1$

33. 生存分析的结果变量为（　　）。
A. 结局变量　B. 生存时间　C. 生存时间与结局变量
D. 删失值　E. 正态分布变量
34. 乳腺癌化疗患者预后分析中，下列不属于删失数据的是（　　）。
A. 死于乳腺癌　B. 死于心脏病　C. 失访
D. 观察期结束尚存活　E. 改用中药治疗
35. 关于“死亡事件”的叙述中哪一项是正确的（　　）。
A. 特指引起生物体死亡的事件
B. 反映处理措施失败或失效的特征事件
C. 导致观察对象中途退出的事件
D. 导致观察对象意外死亡的事件
E. 一般是研究者在资料分析阶段确定的
36. 下列哪项不是非参数统计方法（　　）。
A. 乘积极限法　B. 秩和检验　C. H 检验
D. F 检验　E. 时序检验
37. 图示 5 岁男童体重的频数分布宜采用（　　）。
A. 复式条图　B. 线图　C. 直方图
D. 圆图　E. 构成比条图
38. 图示 5 岁男童身高与体重的关系，宜采用（　　）。
A. 条图　B. 散点图　C. 线图
D. 圆图　E. 直方图
39. 对一个样本量为 9 的定量样本用 SPSS 软件分析，结果如表 1 所示，下列解读正确的选项是（　　）。

表 1　Tests of Normality

	Kolmogorov-Smirnov[a]			Shapiro-Wilk		
	Statistic	df	Sig.	Statistic	df	Sig.
X	.241	9	.140	.768	9	.009

a. Lilliefors Significance Correction

A. 该样本不服从正态分布　B. 该样本对应的总体不服从正态分布
C. 该样本服从正态分布　D. 该样本对应的总体方差齐
E. 该样本对应的总体服从正态分布
40. 表 2 是单样本 t 检验的统计分析结果，下列解读正确的选项是（　　）。

表 2　One-Sample Test

	Test Value = 72					
	t	df	Sig.（2-tailed）	Mean Difference	95% Confidence Interval of the Difference	
					Lower	Upper
X	3.890	24	.001	2.320	1.09	3.55

A. 按 $\alpha = 0.05$ 检验水平，$P>0.05$，差异无统计学意义

B. 按 $\alpha = 0.10$ 检验水平，$P>0.10$，差异无统计学意义

C. 按 $\alpha = 0.05$ 检验水平，$P<0.05$，差异有统计学意义

D. 按 $\alpha = 0.10$ 检验水平，$P<0.10$，差异有统计学意义

E. 按 $\alpha = 0.05$ 检验水平，$P<0.05$，数据不满足正态性

41. 某医生欲比较男性和女性人群的尿酸水平有没有差异，分别对 18 名男性和 16 名女性的尿酸进行了测量，用 SPSS 软件对两样本的尿酸数据进行分析后结果如表 3 所示，下列解读正确的选项是（　　）。

表 3　Independent Samples Test

		Levene's Test for Equality of Variances		t-test for Equality of Means				
		F	Sig.	t	df	Sig.（2-tailed）	Mean Difference	Std. Error Difference
X	Equal variances assumed	6.597	.015	11.366	32	.000	51.125	4.498
	Equal variances not assumed			11.752	26.669	.000	51.125	4.350

A. $F = 6.597$，$P = 0.015$，两总体均数有统计学差异

B. $t = 11.366$，$P = 0.000$，两总体均数有统计学差异

C. $t = 11.366$，$P<0.001$，两总体均数有统计学差异

D. $t = 11.752$，$P<0.001$，两总体均数有统计学差异

E. $t = 11.752$，$P<0.001$，两总体均数无统计学差异

42. 某研究者欲比较 A、B 两种药物治疗胃溃疡的有效率，将 80 例胃溃疡患者随机等分成两组，分别采用两种药物治疗，1 个月后 A 药有效 35 人，无效 5 人；B 药有效 25 人，无效 15 人。数据经过 SPSS 软件分析后结果如表 4 所示，下列解读正确的选项是（　　）。

表 4　Chi-Square Tests

	Value	df	Asymp. Sig.（2-sided）	Exact Sig.（2-sided）	Exact Sig.（1-sided）
Pearson Chi-Square	6.667[a]	1	.010		
Continuity Correction[b]	5.400	1	.020		
Likelihood Ratio	6.907	1	.009		
Fisher's Exact Test				.019	.009
Linear-by-Linear Association	6.583	1	.010		
N of Valid Cases	80				

a. 0 cells（.0%）have expected count less than 5. The minimum expected count is 10.00；b. Computed only for a 2×2 table

A. $\chi^2 = 6.667$，$P = 0.010$，两总体率有统计学差异

B. $\chi^2 = 5.400$，$P = 0.020$，两总体率有统计学差异

C. $\chi^2=6.907$，$P=0.009$，两总体率有统计学差异

D. $P=0.019$，两总体率有统计学差异

E. $\chi^2=6.583$，$P=0.010$，两总体率有统计学差异

43. 为研究某降压药 A 的疗效，某研究者进行了如下试验：选取已做成高血压模型的大鼠 36 只，随机等分为 3 组，每组 12 只，分别给予不处理、服用常规降压药 A、服用新药 B 三种不同处理，2h 后，测量大鼠收缩压。数据经过 SPSS 软件分析后结果如表 5 所示，下列解读正确的选项是（　　）。

表 5　ANOVA

收缩压

	Sum of Squares	df	Mean Square	F	Sig.
Between Groups	4044.056	2	2022.028	62.620	.000
Within Groups	1065.583	33	32.290		
Total	5109.639	35			

A. $F=62.620$，$P=0.000$，按 $\alpha=0.05$ 检验水平，可认为三个总体方差不齐

B. $F=62.620$，$P=0.000$，按 $\alpha=0.10$ 检验水平，可认为三个总体方差齐性

C. $F=62.620$，$P<0.001$，可认为三个总体均数全不相等

D. $F=62.620$，$P=0.000$，可认为三个总体均数不全相等

E. $F=62.620$，$P<0.001$，可认为三个总体均数不全相等

44. 对成组设计 4 组均数间差异的比较，采用 SNK 法作多重比较分析后的结果如表 6 所示，下列解读错误的选项是（　　）。

表 6　SNK 法比较结果

处理组		N	Subset for alpha = 0.05	
			1	2
Student-Newman-Keuls[a]	4	12	107.33	
	3	12	109.30	
	2	12	109.33	
	1	12		130.75
	Sig.		.395	1.000

Means for groups in homogeneous subsets are displayed；a. Uses Harmonic Mean Sample Size = 12.000

A. 组 1 和组 2 差异有统计学意义

B. 组 1 和组 3 差异有统计学意义

C. 组 2 和组 3 差异有统计学意义

D. 组 2 和组 3 差异无统计学意义

E. 组 2 和组 4 差异无统计学意义

三、判断题

1. 无论数据呈何种分布，都可以用算术平均数表示其平均水平。

2. 两独立样本均数比较作 t 检验的前提之一是两组资料应具有可比性。

3. 在假设检验中，无论是否拒绝 H_0 均会犯错误。

4. 任何正态分布资料，均可变换为均数为 0、标准差为 1 的标准正态分布资料。

5. 标准差越小，表示均数的代表性越好。

6. 普查由于没有抽样误差，其结果总比抽样研究结果准确。

7. 四格表资料中，若某一格子实际频数为 0，也可以采用卡方检验。

8. 对于任何分布类型的资料，理论上在 $\bar{X} \pm 1.96S$ 内有 95%的观察值。

9. 相关系数假设检验的 P 值越小，则说明两变量关系越密切。

10. 对于同一资料和同一研究目的，应用参数检验方法比非参数检验方法所得出的结论更为可靠。

11. 任何资料的均数总是比其标准差大。

12. 随机区组设计方案的检验效能一定高于完全随机设计。

13. 相关系数的假设检验得 $P > 0.05$，则两变量间一定无相关关系。

14. 生存分析中的生存时间为确诊到死亡的时间。

15. 两因素析因设计的研究资料，可以采用完全随机设计的方差分析比较各组别的差异，但无法分析两因素间的交互作用。

16. 进行析因设计时，各研究因素的水平数必须相同。

四、简答题

1. 简述描述定量资料集中趋势和离散趋势各指标的应用范围。

2. 简述标准差与标准误的区别及联系。

3. 简述 t 分布与 z 分布的区别及联系。

4. 简述均数的置信区间与参考值范围的区别。

5. 简述假设检验 P 值与检验水平 α 的区别。

6. 简述Ⅰ型错误与Ⅱ型错误的概念及二者间的关系。

7. 简述方差分析的基本思想。

8. 同一资料且研究目的相同，采用参数检验和非参数检验所得结果不一致时，宜以何者为准？

9. 简述直线相关分析与直线回归分析的区别及联系。

10. 简述实验设计的三要素和三原则。

五、资料分析题

1. 某医生欲研究某麻醉剂对血清乳酸脱氢酶（LDH）活力的影响，测量了 12 名患者麻醉前后的血清 LDH 活力，结果见表 7。

表 7　麻醉前后患者血清 LDH 活力的比较（$\bar{X} \pm S$）

分组	例数	LDH/(U/dL)
麻醉前	12	224.17±68.85
麻醉后	12	284.17±109.29

该医生采用成组设计两样本均数比较的 t 检验，得 $P>0.05$，认为麻醉前后的血清 LDH 活力无统计学差异。问该医生的结论是否合理？请说明理由。

2. 某地随机抽样调查了部分健康成人的血红蛋白含量，结果见表 8。

表 8　某年某地健康成人的血红蛋白含量　　（单位：g/L）

性别	例数	均数	标准差	标准值
男	360	134.5	7.1	140.2
女	255	117.6	10.2	124.7

问该资料可以进行哪些统计分析？请写出必要的公式，不必计算。

3. 用 A、B 两种方法检查已确诊的乳腺癌患者 120 名，其中 A 法的检出率为 60%，B 法的检出率为 50%，两种方法一致的检出率为 35%。问两种方法的检出率有无差异？

4. 为研究某中学初一年级、初二年级和初三年级学生周日锻炼时间情况，从这 3 个年级中各随机抽取 20 名学生，调查得到的学生周日锻炼时间见表 9。问这 3 个年级学生的周日锻炼时间有无差异？

表 9　初中不同年级学生的周日锻炼时间

年级	例数	锻炼时间/min
一年级	20	56.87±13.61
二年级	20	45.56±11.41
三年级	20	41.92±9.07

该研究者直接采用 t 检验进行分析，结果见表 10。

表 10　初中不同年级学生的周日锻炼时间比较的 t 检验结果

组别	t	P
一年级和二年级	2.84	0.007
一年级和三年级	4.08	<0.001
二年级和三年级	1.12	0.271

问：（1）该研究者采用的统计分析方法是否正确？并说明理由。

（2）若不正确，应如何正确分析？请给出分析思路，不必计算。

5. 某中医院欲比较中、西两种药物治疗慢性胃炎的疗效，将 80 例慢性胃炎患者随机等分为两组，分别给予两种药物治疗，观察其一个疗程后的疗效，结果见表 11。

表 11　中、西两种药物治疗慢性胃炎的疗效

药物	无效	显效	痊愈	有效率/%*
中药	4	6	30	90.0
西药	9	8	23	77.5

*有效 = 显效 + 痊愈

问：（1）若比较两药治疗慢性胃炎的疗效构成上有无差异，宜采用何种统计方法？

（2）若比较两药治疗慢性胃炎的有效率有无差异，宜采用何种统计方法？

（3）若比较两药治疗慢性胃炎的疗效等级上有无差异，宜采用何种统计方法？

（刘军祥　张　容）

综合练习题二

一、名词解释

1. 样本
2. 定量资料
3. 统计描述
4. 抽样误差
5. 均数的置信区间
6. 非参数检验

二、选择题

1. 为了直观地比较一组肝癌患者血清肌酐与血清尿素氮两项指标的变异程度的大小，宜选用（　　）。

A. 标准差　　B. 标准误　　C. 变异系数
D. 极差　　E. 方差

2. 正态分布曲线下，横轴上，$\mu-2.58\sigma$到μ的面积为（　　）。

A. 95%　　B. 49.5%　　C. 99%
D. 47.5%　　E. 90%

3. 下面关于标准误的 4 种说法中，下面哪一种说法不正确（　　）。

A. 标准误是样本统计量的标准差
B. 标准误反映了重复实验准确度的高低
C. 标准误反映了总体参数的波动大小
D. 标准误反映了抽样误差的大小
E. 标准误也是标准差

4. 成组设计两样本均数比较的假设检验中，有统计学差异时，P越小，则（　　）。

A. 两样本均数差异越大　　B. 两总体均数差异越大
C. 越有理由认为两样本均数不同　　D. 越有理由认为两总体均数不同
E. 以上说法均不正确

5. 假设检验中的Ⅰ型错误是指（　　）。

A. 拒绝了实际上成立的H_0　　B. 不拒绝实际上成立的H_0

C. 拒绝了实际上不成立的 H_0　　D. 不拒绝实际上不成立的 H_0

E. 以上说法均不正确

6. 方差分析中，组间变异主要反映的是（　　）。

A. 处理因素的作用　　B. 随机误差（包括个体差异和测量误差）

C. 抽样误差　　D. 测量误差

E. 以上说法均不正确

7. 用某保健品治疗产后缺乳，以安慰剂为对照，其中，实验组有效的为 12 例，无效的为 6 例；安慰剂组有效的为 3 例，无效的为 9 例，问该保健品是否有效？应选择的统计方法是（　　）。

A. 四格表卡方检验　　B. t 检验　　C. F 检验

D. 四格表确切概率法　　E. 秩和检验

8. 变异系数的数值符合下面哪一项（　　）。

A. 一定大于 1　　B. 一定小于 1　　C. 可大于 1，也可小于 1

D. 一定比标准差小　　E. 以上都不对

9. t 检验中，不同设计方案资料的 t 检验的区别是（　　）。

A. 检验步骤不同　　B. 统计量 t 的计算公式不同

C. 确定 P 值时查的表不同　　D. 根据 P 值判断结果的方法不同

E. 检验水准不同

10. z 检验、t 检验、F 检验的共同应用条件是（　　）。

A. 正态性和方差齐性　　B. 正态性　　C. 方差齐性

D. 可加性　　E. 均可用于定性资料的假设检验

11. 成组设计 4 个样本率比较，作卡方检验得 $\chi^2 > \chi^2_{0.05,3}$，可认为（　　）。

A. 各样本率均不同　　B. 各总体率均不相同

C. 各总体率不同或不全相同　　D. 各样本率不同或不全相同

E. 各总体率间无统计学差异

12. 用最小二乘法确定直线回归方程的原则是各实测点（　　）。

A. 距回归直线的纵向距离的平方和最小

B. 距回归直线的垂直距离的平方和最小

C. 距回归直线的纵向距离相等

D. 距回归直线的垂直距离相等

E. 距回归直线的横向距离的平方和最小

13. 成组设计多样本定量资料，欲比较各组间有无差异，在不了解各组资料是否来自正态分布总体时，宜选用（　　）。

A. t 检验　　B. F 检验　　C. 秩和检验

D. 卡方检验　　E. B、C 都对

14. 符合 t 检验条件的定量资料，如果采用秩和检验，则（　　）。

A. Ⅰ型错误增大　　B. Ⅱ型错误增大　　C. Ⅰ型错误减小

D. Ⅱ型错误减小　　E. 两种错误不变

15. 成组设计的方差分析中，必然有（　　）。

A. $SS_{组内} < SS_{组间}$　　B. $MS_{组间} < MS_{组内}$　　C. $MS_{总} = MS_{组间} + MS_{组内}$

D. $SS_{总} = SS_{组间} + SS_{组内}$　　E. $\nu_{组间} > \nu_{组内}$

16. 在成组设计的四格表中，如果有一个格子的实际频数为 1，则（　　）。

A. 不能作卡方检验　　B. 必须用校正卡方检验

C. 不能确定是否需要校正　　D. 作卡方检验不必校正

E. 还不能决定是否可用卡方检验

17. 在样本含量较小的配对设计秩和检验中，确定 P 值的方法是（　　）。

A. T 值越大，P 值越小

B. T 值越大，P 值越大

C. T 值可视作 z 值，可查 z 界值表

D. T 值在α对应的界值范围内，则 $P > \alpha$

E. T 值在α对应的界值范围外，则 $P > \alpha$

18. 成组设计多个样本均数的两两比较，可采用（　　）。

A. 卡方检验　　B. 方差齐性检验　　C. SNK 检验

D. t 检验　　E. 校正 t 检验

19. 成组设计 3×4 列联表资料作卡方检验，当有 4 个格子的 $1 < T < 5$ 时，理论上最佳做法是（　　）。

A. 直接作卡方检验

B. 进行合理的合并，符合卡方检验应用条件后采用卡方检验

C. 作校正卡方检验

D. 最好增加样本例数，符合卡方检验应用条件后采用卡方检验

E. 应进行合理的删除，符合卡方检验应用条件后采用卡方检验

20. 对两变量作相关分析，得 $t_r < t_{0.05/2,\nu}$，$P > 0.05$，结论为（　　）。

A. 可认为两变量有正相关关系　　B. 可认为两变量有相关关系

C. 还不能认为两变量有相关关系　　D. 可认为两变量无相关关系

E. 可认为两变量有负相关关系

21. 作两样本均数的 t 检验，当差异有统计学意义时，t 值越大则（　　）。

A. 两样本均数差异越大　　B. 两总体均数差异越大

C. 越有理由说两样本均数不同　　D. 越有理由说两总体均数不同

E. 差异越明显

22. 多重线性回归分析中，要描述回归方程，应采用（　　）。

A. 偏回归系数　　B. 偏回归系数的标准误

C. 标准化偏回归系数　　D. 偏回归系数检验的 t 值

E. 偏回归系数检验的 P 值

23. 对两变量作回归分析，$b = 3.25$，作 t 检验得 $P < 0.05$，则两变量（　　）。

A. 正相关　　B. 可能是正相关也可能是负相关

C. 无相关　　D. 负相关

E. 还不能判断是否能作相关分析

24. 成组设计的两个四格表资料作卡方检验，第一个表格的$\chi^2 > \chi^2_{0.05,1}$，第二个表格的$\chi^2 > \chi^2_{0.01,1}$，则可认为（　　）。

A. 第一个表格中两样本率相差大

B. 第二个表格中两总体率相差大

C. 更有理由认为第一个表格的两总体率不同

D. 更有理由认为第二个表格的两总体率不同

E. 两份资料均无统计学差异

25. 某医师对某成组设计的两样本作秩和检验，得$n_1 = 12$，$T_1 = 95$，$n_2 = 10$，$T_2 = 158$，查T界值表得$T_{0.05} = 84 \sim 146$，则P值为（　　）。

A. $P > 0.05$　　B. $P < 0.05$　　C. $P = 0.05$

D. $P \leqslant 0.05$　　E. $P \geqslant 0.05$

26. 为研究某美容化妆品对皮肤有无损害作用，在20只大白兔的左耳涂抹该化妆品，右耳涂生理盐水作为对照，72h后观察皮肤反应。该试验属于（　　）。

A. 实验对照　　B. 自身对照　　C. 相互对照

D. 标准对照　　E. 历史对照

27. 在多重线性回归分析中要说明哪个自变量对因变量作用大，应采用（　　）。

A. 偏回归系数　　B. 偏回归系数的标准误

C. 标准化偏回归系数　　D. 偏回归系数检验的t值

E. 偏回归系数检验的P值

28. 成组设计两样本均数的比较，样本例数估计需要事先确定（　　）。

A. α、β、$1-\beta$、δ　　B. β、δ、S、σ　　C. α、σ、S、δ

D. α、β、σ、δ　　E. α、β、$1-\beta$、σ

29. 某研究人员统计了三个地区2016年所有住院患者中的恶性肿瘤患者数，整理结果见表1。则下列选项中说法正确的是（　　）。

表1　三个地区2016年住院患者中恶性肿瘤的情况

地区	总住院人数	恶性肿瘤人数	患病率/%
甲	27 830	3 910	14.0
乙	48 160	6 500	13.5
丙	86 340	2 700	3.1

A. 不同地区恶性肿瘤的患病率不同，以甲地区的患病率最高

B. 经过卡方检验后，才能回答患病率是否不同

C. 因为是住院总人数中的情况，不需要进行假设检验

D. 组间的混杂因素太多，不能进行比较

E. 没有该地区总人口数，不能计算患病率

30. 对某配对设计资料作配对秩和检验，$n=10$，$T_{+}=15$，$T_{-}=40$，查 T 界值表得 $T_{0.05}=8\sim47$，则 P 值为（　　）。

A. $P>0.05$　　B. $P<0.05$　　C. $P=0.05$

D. $P\leqslant0.05$　　E. $P\geqslant0.05$

31. 抽样调查某工厂三个车间工人的血清总蛋白含量见表 2。

表 2　某工厂三个车间工人的血清总蛋白含量　　（单位：g/L）

车间	抽查人数	$\bar{X}$	S
A	60	7.30	0.48
B	60	7.57	0.57
C	60	6.21	0.41

要比较三个车间工人的血清总蛋白含量是否相同，应选用（　　）。

A. 成组设计 t 检验　　B. 配对设计 t 检验　　C. 单因素方差分析

D. 两因素方差分析　　E. 配伍组方差分析

32. 对三组或三组以上的定量资料作假设检验，假定满足参数检验的应用条件。若用多次 t 检验代替方差分析，将导致（　　）。

A. 增大Ⅱ型错误的概率　　B. 使计算简便　　C. 增大Ⅰ型错误的概率

D. 使结论更具体　　E. 两种错误均不变

33. 某病患者有 8 人，其潜伏期（d）如下：2、3、3、3、4、5、6、30，则平均潜伏期为（　　）。

A. 均数为 7d　　B. 中位数为 3d　　C. 中位数为 4d

D. 中位数为 3.5d　　E. 众数为 5d

三、判断题

1. 假定定量变量 X 与 Y 的相关系数 $r_1=0.8$，$P_1<0.05$；定量变量 M 与 N 的相关系数 $r_2=-0.9$，$P_2<0.05$，则 X 与 Y 的相关密切程度较低。

2. 10 名新生儿的头围（cm）分别为：47、48、49、50、51、53、63、64、68、70，则该组数据的中位数为 52cm。

3. 其他条件一定时，α 越大，所需样本含量越大。

4. 实验设计的特点之一是研究者不能人为设置处理因素。

5. 对成组设计 3×4 列联表资料作卡方检验时，允许有一个 $T<1$。

6. 其他条件一定时，$1-\beta$ 越小，所需样本例数越小。

7. 参数检验比非参数检验的检验效能更高。

8. 成组设计两样本比较的 t 检验中，自由度为 n_1+n_2-1。

9. 同一组资料的 95%参考值范围比其均数的 95%置信区间要宽。

10. 在配对设计的秩和检验中，统计量 T 值在 α 所对应的 T 界值范围内，则 $P>\alpha$。

11. 非参数检验不依赖于总体分布类型，不能对总体参数进行统计推断。

12. 在配对设计的 t 检验中，分别采用用药前数据减用药后数据和用药后数据减用药前数据，所得到的结论相同。

13. 拒绝 H_0 时，P 值越小，说明总体间差异越大。

14. 成组设计的两样本率作卡方检验时，当 $\chi^2>3.84$，$P<0.05$ 时，可认两样本率不同。

15. 偏倚是指在试验中由某些非实验因素的干扰所形成的系统误差，歪曲了处理因素的真实效应。

16. 假设检验只回答差异有无统计学意义，不能回答实际上有无差异。

17. 对成组设计的 3 个样本率作卡方检验，当 $P<0.05$ 时，可认为各样本率之间总的来说有差异，但不能说明彼此之间都有差异。

18. 若某地老年人的构成比标准人口的老年人构成大，则该地标准化后的肺癌死亡率比原来的低。

19. 调查 60 名腹泻患者，发现他们中 90%的人在某宾馆用过餐，可能这个宾馆的食物是引起腹泻的原因。

20. 成组设计两样本率的比较如果可以用 z 检验，则一定可以用卡方检验。

四、简答题

1. 试述常用的相对数及其应用注意事项。
2. 试述行×列表卡方检验的注意事项。
3. 定量资料的统计分析方法有哪些？
4. 简述假设检验的基本步骤。
5. 简述医学参考值范围与置信区间的区别。

五、资料分析题

1. 请改进表 3。

表 3　慢性支气管炎患者的疗效观察

总例数	有效				无效
	近期痊愈		好转		
	例数	%	例数	%	例数
200	40	0.2	80	0.4	80

2. 将 24 名原发性血小板减少症患者按年龄相近的原则分为 8 个年龄组，每个年龄组中的 3 名患者随机分配到 A、B、C 3 个治疗组中，治疗后的血小板升高值见表 4，问 3 种治疗方法的疗效有无差别？

表 4　血小板减少症患者不同治疗方法治疗后血小板的升高值

年龄组	A/($\times10^4$/L)	B/($\times10^4$/L)	C/($\times10^4$/L)
1	3.9	6.4	8.0
2	4.3	5.6	9.7

续表

年龄组	A/(×10⁴/L)	B/(×10⁴/L)	C/(×10⁴/L)
3	7.6	10.2	12.1
4	8.7	9.4	14.5
5	7.1	11.2	12.7
6	7.2	6.9	11.4
7	6.5	8.1	12.0
8	4.6	7.3	10.4

3. 某厂医院在“职工健康状况报告”中写道：“在 827 名工人中，患高血压的有 324 人，其中女工 219 人，占 67.6%，男工 105 人，占 32.4%，所以女工比男工更容易患慢性病。”这种说法是否正确？为什么？

4. 某市疾病预防控制中心用某种消毒剂对 20 个水井进行了消毒，并在消毒前后分别检测水中细菌总数，检验结果见表 5。问消毒前后每升水中细菌总数有无差别？

表 5　20 个水井使用某种消毒剂前后水中细菌总数的测量结果　（单位：个/L）

编号	消毒前	消毒后	编号	消毒前	消毒后
1	1204	563	11	2445	461
2	1568	675	12	568	152
3	560	156	13	560	176
4	3564	345	14	3564	326
5	2879	245	15	1879	264
6	1235	14	16	235	19
7	1279	159	17	1871	159
8	465	72	18	465	32
9	817	167	19	877	165
10	732	42	20	432	43

5. 30 名正常人和 37 名铅作业工人尿液棕色程度的定性检查结果见表 6。问铅作业工人尿液棕色程度是否高于正常人？

表 6　正常人和铅作业工人尿液棕色程度的检查结果

棕色程度	正常人	铅作业工人	合计
−	25	9	34
+	5	14	19
++	—	8	8
+++	—	4	4
++++	—	2	2
合计	30	37	67

6. 某科研人员分别用甲、乙两种方法测得10名正常成年男子发钙含量（mg/L），见表7。假设测量结果的差值服从正态分布，问甲、乙两种方法测定的发钙含量有无差别（写出检验方法及其步骤，不必计算）？

表7 甲、乙两种方法测定的发钙含量 （单位：mg/L）

编号	1	2	3	4	5	6	7	8	9	10
甲法	8.2	9.4	8.1	9.7	8.3	10.3	8.3	9.2	10.4	9.9
乙法	9.5	10.4	9.5	9.2	10.1	12.5	9.8	10.6	11.7	12.5

（叶运莉）

主要参考文献

陈卫中. 2008. 医学统计学成功笔记：含 SPSS13.0 实习指导. 哈尔滨：哈尔滨工业大学出版社
黄品贤. 2009. 中医统计学实习指导及 SPSS15.0 的应用. 北京：科学出版社
康晓平. 2010. 实用卫生统计学学习指导. 北京：北京大学医学出版社
李晓松. 2014. 医学统计学. 3 版. 北京：高等教育出版社
罗天娥. 2009. 医学统计学学习指导. 2 版. 北京：中国协和医科大学出版社
孙振球，徐勇勇. 2003. 医学统计学习题解答. 北京：人民卫生出版社
孙振球，徐勇勇. 2007. 医学统计学. 2 版. 北京：人民卫生出版社
杨珉，李晓松. 2007. 医学和公共卫生研究常用多水平统计模型. 北京：北京大学医学出版社
宇传华. 2007. SPSS 与统计分析. 北京：电子工业出版社
张菊英. 2014. 医学统计学实习指导. 3 版. 北京：高等教育出版社
张文彤，董伟. 2006. SPSS 统计分析高级教程. 北京：高等教育出版社
赵耐青. 2004. 医学统计学. 北京：高等教育出版社
Tolonen M，Hernberg S，Nurminen M，et al. 1975. A follow-up study of coronary heart disease in viscose rayon workers exposed to carbon disulphide. British Journal of Industrial Medicine，32（1）：1-10